梅本堯夫・大山 正 監修 **6** ライブラリ 実践のための心理学

健康の心理学
心と身体の健康のために

春木　豊・森　和代
石川利江・鈴木　平　共著

サイエンス社

監修のことば

　21世紀は地球規模の環境問題と先進諸国に典型的な少子化・高齢化などの問題に直面しています。また高度な技術開発が進んだ現在の社会は，自動機器が整備され，情報にあふれ，物質的環境は整備されましたが，心の文化，人間関係は必ずしもそれに伴っているとはいえません。

　日々のニュースは，犯罪や抗争や事故を伝え，人びとの心に不安を与えるとともに，家族やコミュニティや組織の重要性と健康や福祉や文化間の協調の必要性を訴えています。

　人びとに真に豊かな生活を与えるためには，心理学がもっと実践に役立たなければなりません。大学においても，より時代の要請に合った教育プログラムの提供が求められています。そのような中で，心に関した問題に対する社会的関心が高まり，心理学を教える学部・学科も増えてきました。カリキュラムの内容も基礎的なものに加えて，実践的応用的な科目の充実が求められています。

　本ライブラリではこのような状況に応じて，心理学の実践・応用の分野について，基本的な知識を平易に解説し，コンパクトにまとめて読者に提供しようとするものです。

監修者　梅　本　堯　夫
大　山　　　正

　なお，本ライブラリは梅本堯夫先生がご生前にともに企画され，執筆者への依頼もされましたが，その後，惜しくも急逝されました。大山がご遺志をついで監修に当たっております。

はじめに

　健康心理学は心理学の歴史において，おそらくもっとも新しくひらけた分野の一つであろう。今から約30年前にアメリカで健康心理学会が設立されたのが，公式的な健康心理学の発足である。本書の中で明らかにされることであるが，健康心理学の特色はなんと言っても，心理学の対象として身体の健康を取り上げたことである。それまで心理学は心のみを対象とした学問であり続けてきたが，身体の健康に心が関与するという事実が指摘され始めたことに対応して，医学では心身医学の分野が開かれ，心理学では健康心理学が創始されたのである。

　このような学問領域が注目され始めたのは，時代の要請によるものであるとも言える。高度に複雑化した社会の中で，競争に明け暮れる毎日の生活では，心の緊張が絶え間なく続き，それがいわゆるストレスとなって，心の病だけではなく，さらに身体の病につながると考えられる。このような状況に対処するためには，まず基本的に心の問題と身体の問題がどのように関係しているのかを研究する必要があり，また身体の個々の疾病について，心がどのように関わっているのか，詳細に分析してゆくことが必要である。さらに言うならば，心だけではなく，生活習慣行動も身体の健康に関係することにも注目しなければならない。また身体の健康はこのように心や行動が関係するのみでなく，人間関係や社会の仕組みも重要であることが，指摘されている。

　健康心理学はこれらの問題の解明とともに，それに対する対処についても，研究されている。それは臨床心理学で究明されてきた心理療法の他に，生活習慣行動の変容であったり，身体活動で

あったりする。そして何よりも健康心理学の対処として重視しなければならないことは、病気の予防や健康の増進である。そしてこのための健康教育が注目されねばならない。

わが国においても健康心理学の概説書は、日本健康心理学会編集のものをはじめ、最近増えてきたが、本書は上に述べてきたような健康心理学の特徴に基づき、それらを簡潔に概説することを目指した。すべてを網羅することは、本書の頁数では困難なこともあり、本書ではとくに身体の疾病に力点を置いた。

本書の企画はかなり前になされたのであるが、著者の多忙にまぎれて、刊行がずいぶん遅れてしまった。この間、辛抱強く待っていただいた、編集部の清水匡太氏にはお詫びとともに、感謝申し上げる次第であり、また詳細な校正をしていただいた扇谷文子さんにも感謝する次第である。

2007年7月

著者一同

目　次

はじめに ………………………………………………… i

1章　健康心理学とは何か　1

1-1　健康とは何か ………………………………… 2
1-2　健康心理学とは何か ………………………… 10
参考図書 ……………………………………………… 24

2章　ストレスとその対処　25

2-1　ストレスの定義 ……………………………… 26
2-2　ストレスの語源 ……………………………… 28
2-3　ストレスの心理学的概念 …………………… 30
2-4　ストレスをもたらす要因 …………………… 36
2-5　ストレス対処 ………………………………… 42
2-6　ストレスマネージメント …………………… 48
2-7　ストレスと疾病 ……………………………… 54
参考図書 ……………………………………………… 58

3章　ライフスタイルと健康増進　59

3-1　健康増進とは ………………………………… 60
3-2　健康増進上の問題 …………………………… 60
3-3　健康関連行動の決定要因 …………………… 62
3-4　健康行動を形成するモデル ………………… 64
3-5　発達と健康関連行動 ………………………… 72
3-6　性と健康関連行動 …………………………… 82

3-7 社会文化的要因と健康関連行動 …………………86
参 考 図 書 ……………………………………………87

4章 生活習慣と疾病予防　89
4-1 生活習慣と健康についての研究 ……………90
4-2 喫　　煙 ………………………………………92
4-3 飲　　酒 ………………………………………96
4-4 栄養と食行動 …………………………………100
4-5 運動・身体活動 ………………………………106
参 考 図 書 ……………………………………………116

5章 疾病とヘルスサービス　117
5-1 ヘルスサービスとは …………………………118
5-2 日本の医療制度 ………………………………120
5-3 アメリカおよび国際的な医療サービス ……122
5-4 兆候への気づきと対応 ………………………124
5-5 患者と医師との関係 …………………………128
5-6 コンプライアンス（アドヒアランス）……130
5-7 入院患者としての立場 ………………………134
5-8 入院患者の心理的適応 ………………………136
5-9 入院患者が子どもの場合 ……………………138
参 考 図 書 ……………………………………………140

6章 痛みとその対処　141
6-1 痛み研究の背景 ………………………………142
6-2 痛みとは何か …………………………………142

目　　次　　　　　　　　v

　6-3　痛みの理論 …………………………146
　6-4　痛みの知覚への心理的要因 …………150
　6-5　痛みの評価 …………………………154
　6-6　痛みの管理とコントロール …………158
　参　考　図　書 …………………………168

7章　疾患と健康心理学　169

　7-1　疾患と健康心理学 …………………170
　7-2　高　血　圧 …………………………172
　7-3　喘　　息 …………………………178
　7-4　糖　尿　病 …………………………182
　7-5　ま　と　め …………………………188
　参　考　図　書 …………………………188

8章　重篤な疾患と健康心理学　191

　8-1　ガ　　ン …………………………192
　8-2　冠状動脈疾患（狭心症・心筋梗塞）………200
　参　考　図　書 …………………………209

9章　健康心理学の将来　211

　9-1　健康心理学の地位の確立 ……………212
　9-2　健康心理学の使命 …………………212
　9-3　職業と教育 …………………………216
　9-4　医療の問題への挑戦 …………………218
　参　考　図　書 …………………………220

目　　次

引用文献 …………………………………… 223
人名索引 …………………………………… 240
事項索引 …………………………………… 241
執筆者紹介 ………………………………… 246

本文イラスト：クラシゲアキコ

健康心理学とは何か

　健康心理学は心理学としてはきわめて新しい学問分野である。それは成立したのが新しいのと、研究内容が従来とは違ったものだからである。すなわち、従来の心理学は心を研究の対象としてきたが、健康心理学はそれのみならず身体を対象としているからである。これまでは身体の問題は医学の専門分野と考えられてきたが、それには心が深く関与していることがわかってきた。このことに対応しようというのが健康心理学である。本章では健康心理学の起源や歴史、その定義など概要について述べる。

1-1 健康とは何か

病態の変遷

病気に関する考え方は長い歴史の過程において、さまざまに変化してきていると言える。古くは病気は悪魔の仕業だと考えられていたようであるが、ギリシャ時代に入ってヒポクラテスは悪魔説を排して、病気は人間の体内にある体液のバランスが崩れることであると考えた。この考え方は病気は身体に原因があるとしたもので、これにより医学の基本的な方向づけがなされたと言える。そしてこの説は近代まで続いた（Topic 1-1）。

これに対して近代に入ってから、医学の考え方は急速に変わってきた。もっともエポックメイキングな事件は有名なパスツールの細菌病因説であろう。彼は病気が細菌によって引き起こされることを科学的に実証したのであった（Topic 1-2）。以来続々と病原菌が発見され、ワクチン接種による病気の治療と予防の技術が発展してきた。これらの発展により現代の先進国においては細菌による疾病の脅威は一部を除いてほとんどなくなりつつあると言えるであろう。

バクテリアやウィルスによる病気の発症に対して、もう一つ新しい病因の発見が20世紀に入ってからなされた。それはビタミンの発見である。その他体内の物質としては酵素やホルモンの機能の発見であろう。これらの物質の欠如はさまざまな疾病の原因となる。しかし最近ではこの種の病気への対策も十分になされるようになってきた。

20世紀も半ばになると、上述した病因とはまったく異なる病気に対する認識が高まってきた。それは慢性疾患である。すなわち高血圧、糖尿、リウマチなどである。これらの病因は栄養など

Topic 1-1　ヒポクラテスの病気に関する考え方

　ヒポクラテス（BC460-375？）はギリシャの医学者で，病気の原因をそれまでの悪魔や迷信によるとする考え方に反対して，観察や経験を通じて明らかにするという考え方を打ち出した。まさに現代の科学的医学の源流を作ったとも言うべき人物である。彼の病気の原因論は，人体には血液，粘液，胆汁，黒胆汁という4種の体液があり，病気はこれらの体液の不調和によるとするものであった。これは現代では受け入れられないものであるが，考えようによっては，この考え方は現代におけるホメオスタシス論に比べられるものとも言える。
（『学研新世紀大辞典』（学研，1968）より）

Topic 1-2　パスツールによる研究と業績

　フランス人のパスツール（1822-1895）は近代医学の父とも言うべき人物であり，科学的医学の開拓者である。彼はさまざまなテーマについて業績を残しており，リール理科大学教授の時代にはぶどう酒の酸化の原因を調べて発酵現象における微生物の作用について明らかにした。パスツール研究所の所長になってからは，病気における微生物の役割や食品加工における細菌の役割や食品の腐敗の原因について多くのことを明らかにした。これらから殺菌の方法，すなわちパスタリゼーションと言われるような低温殺菌法を開発したりもした。もっとも華々しい研究は病気について自然発生論者に反対して，微生物原因論を実証し，それに基づいた医療の開発に貢献したことであろう。蚕の微粒子病，鶏のコレラ，羊のたんそ病，などの研究を通じて微生物が病気の原因になることを明らかにし，そのことから病気の治療や予防におけるワクチン療法を開発した。もっとも知られている業績は狂犬病の予防や治療のためにワクチンを創製し，1885年に狂犬にかまれた9歳の少年に初めて狂犬病ワクチンを注射して，命を救ったことである。
（『学研新世紀大辞典』（学研，1968）より）

も考えられるが、それよりも重要なのは後に詳述される心身のストレスや、また長年の好ましくない生活習慣である。このように病因として身体的なことを越えて、心理的・社会的なことも考えなければならなくなってきたのである。また痛みの問題も取り上げなければならない。とくに問題になるのは生活の質（QOL）を低める慢性的な痛みである。

さらにいまだに病因が不明であったり、治療法がわからないという病気ももちろん存在する。その代表的なものは、いわば身体組織の反乱とでも言うべきガンであろう。現在、医学では遺伝子的な解明がなされているが、一方では心理学的な考察も試みられている。

さらに病気ではないが、まったく異なる重要な問題もある。それは、交通事故をはじめとする事故による障害や死亡である。病気が問題になるのは、苦痛や死に至るからであるが、同様に事故による障害や死亡に対する対応を考えることも健康心理学の責務と言える（図1-1）。

以上述べてきたこと以外にもさまざまな問題があるが、上に述べてきたことは健康とは何かを考える上での材料である。

健康と病気の区別

健康を考えるとき、病気との区別をどのように規定するかが問題になる。健康とは「病気ではない」という状態で規定することが従来からよく用いられてきた方法であった。すなわち、「身体が異常ではない」、また「痛みや吐き気といった症状がない」ということのように消極的な定義である。病原菌による病気が主題となっていた時代には、病気は確かに正常な状態（健康）と質的に異なり、断絶があったため病気と健康とは区別がしやすかった。

1-1 健康とは何か

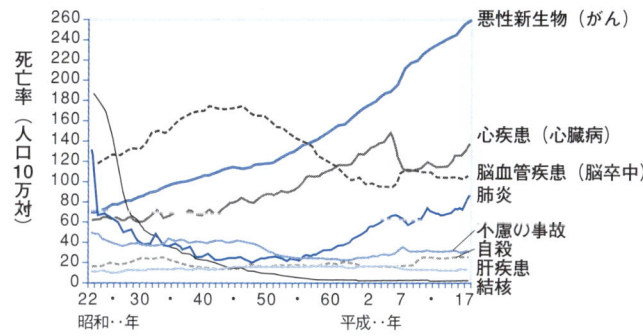

注：1）平成6・7年の心疾患の低下は、死亡診断書（死体検案書）（平成7年1月施行）において「死亡の原因欄には、疾患の終末期の状態としての心不全、呼吸不全等は書かないでください」という注意書きの施行前からの周知の影響によるものと考えられる。
2）平成7年の脳血管疾患の上昇の主な要因は、ICD-10（平成7年1月適用）による原死因選択ルールの明確化によるものと考えられる。

図 1-1　主な死因別にみた死亡率の年次推移
（厚生労働省「平成17年簡易生命表」，2005）

悪性新生物（がん）は上昇を続け、昭和56年以降死因順位第1位を示し、平成17年の全死亡者に占める割合は30.1％となっている。全死亡者のおよそ3人に1人は悪性新生物（がん）による。
心疾患（心臓病）は昭和60年に脳血管疾患（脳卒中）を超えて第2位となり、その後も上昇傾向を示している。平成17年の全死亡者に占める割合は16.0％である。
脳血管疾患（脳卒中）は昭和26年に結核にかわって第1位となったが、45年以降低下しはじめ、56年には悪性新生物（がん）にかわり第2位に、更に、60年には心疾患（心臓病）にかわり第3位となりその後も死亡数・死亡率とも低下を続けた。全死亡者に占める割合は12.3％となっている。

しかし高血圧、糖尿、アレルギーといった症状を病気と考えるのかどうかは難しい問題である。いわゆる慢性疾患と言われるものは一生付き合うことになる場合が多く、一概に病気とは見なし難い。また高血圧の原因の一つと考えられている肥満はよく不健康だと言われるが、病気ではない。このように現在では病気（illness）と健康（wellness）の区別が明確ではなく連続的で、程度の問題になりつつある。健康と不健康という言葉の区別となるとさらに難しくなる（図1-2）。

心身の関係

病気を考えるとき、心身の関係をどのように理解するかは重要な問題である。

よく知られている心身の関係に関する見解は、ルネッサンス期から始まった近代科学の影響を受けて、17世紀にデカルトによって唱えられた心身二元論である。すなわち彼の見解は、身体は機械のようなものであり、心と身体は別物であるが、松果腺でつながっているということであった（この点はもちろん現代では否定されている）。この思潮は現代でも医学の主流であるが、最近になり上にも述べてきたように、身体と心は無関係ではないという考え方も台頭してきた。簡単な例を挙げてみると、プラシーボ効果がある。たとえば、酔い止めの成分を含まない粉を固めたものを、酔い止め薬だと言われて飲むと、酔わないことがあるのである（Topic 1-3）。これは科学的には怪しいので、嘘の薬（プラシーボ；偽薬）と言うが、実際に効果があるので嘘ではないのである。これは心が身体に関係しているという簡単な事例である。最近ではさらに免疫細胞の活動性がストレスや精神状態と関係することが脳神経科学やホルモン研究の立場から示されつつあり、

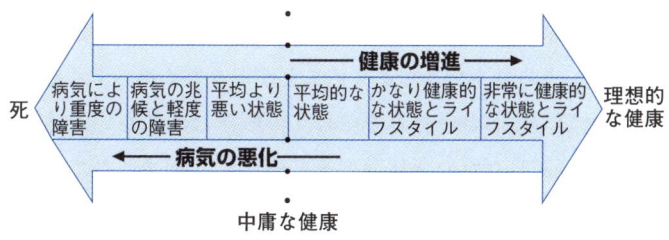

図1-2 病気―健康の連続 (Sarafino, 2002)

Topic 1-3 プラシーボ効果

　イェール大学医学部のラルフ・ホルヴィッツらは，1990年の医学専門誌「ランセット」に，2,175人の患者を対象にして行った臨床試験の結果を発表した。彼らは，心臓発作を起こした患者に対し，心臓発作の治療でしばしば投与されるベータブロッカー剤「プロプラノロール」の効果を調べる実験を行った。ベータブロッカー剤とは，心臓の動きを滑らかにして狭心症，不整脈などを治療する薬である。

　心臓発作のあと1年間にわたって，研究者たちは，服用規定量を75％以上きちんと定期的に飲んだ人の死亡率と，不定期に75％未満しか飲まなかった人の死亡率を比べた。その結果，次のような事実が明らかになった（図1-3参照）。「プロプラノロール」をきちんと飲んだ人の死亡率は，怠けてきちんと飲まなかった人の死亡率の3分の1であった。つまり，きちんと飲むことで死亡リスクは3分の1までに低下した。ところが，「プロプラノロール」の代わりに砂糖を入れたカプセル（プラシーボ）を定期的に飲んだ人の死亡率は，プラシーボを不定期にしか飲まなかった人の死亡率の3分の1以下であり，同時に「プロプラノロール」の

心と身体が関係していることが実証されようとしている。さらに医療の分野において、心身症のような病態が指摘され始めると、ますます心と身体を分けて考えることができなくなってくる。

　西洋医学では心と身体とを分けて、医学は心のない身体（物質）を対象としたため死体解剖を基礎にして構築されているが、東洋医学では心身を分けない思想で構築されてきているのでつねに心を含んだ身体を考えている。両者にはそれぞれ特徴があるが、これらを統合しようという統合医学の必要性が最近主張され始めた。

　このようなことは健康を考えるとき、どのような人間観を基礎にするかということが重要になる。人間は身体だけでも心だけでもない存在である。両方合わせて人間であると考えるのが当然のことであろう。そこで人間をどのような立場から見るとしても、全体的（ホリスティック）な立場をつねに背景としなければならない。

　人間をホリスティックに見るということは、さまざまな表し方があるが、一般的には人間は身体的存在であることと、精神的存在であることであるが、さらには社会的存在であることも考えておく必要がある。このような見方の上に立って健康のあり方を考えていくべきである（図1-4）。

健康の定義

　上に述べてきたようなことを考えると、健康とは何かを定義することは、なかなか困難であることがわかる。考えやすいのは、「健康とは病気ではないこと」と定義することであるが、最近の病気の状況を考えると、それほど簡単には言えない。そこで一つの基準的な定義として、世界保健機関（WHO）が提示している

不定期服用者の死亡率の半分以下であった。

　この実験から，ベータブロッカー剤は，プラシーボよりも死亡率を引き下げるが，プラシーボをきちんと飲んだ患者は，ベータブロッカー剤を不定期にしか飲まなかった患者よりも生存率が高く，また，プラシーボもベータブロッカー剤もともに，規則的な服用で強い効果を発揮することがわかった。

（広瀬，2001より）

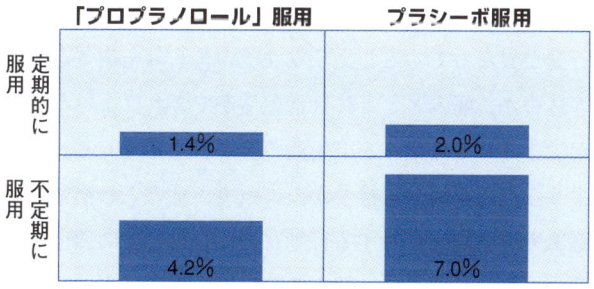

図1-3　心臓発作後1年間の死亡率（Horwitz et al., 1990）

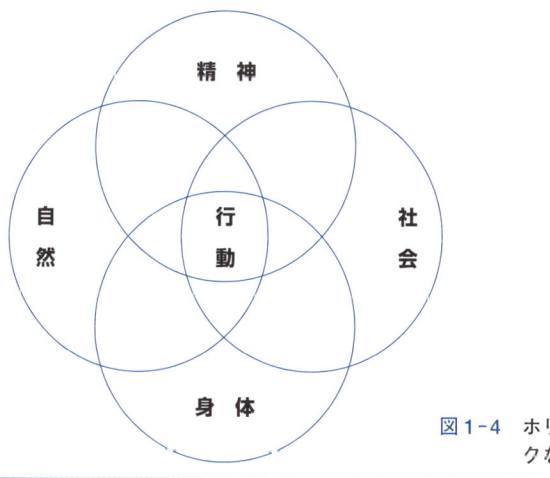

図1-4　ホリスティックな人間観

ものが参考になる。すなわち「健康とは身体的にも，精神的にも，社会的にも完全に良好な状態を意味するものであって，単に病気または虚弱ではないと言うことではない」という定義である。ここで言っていることは上にも述べてきたように，健康はホリスティックに理解しなければならないということである。

ここで付言しておきたいことは，健康の定義もさることながら，健康であるということをどのように考えるかである。たとえば肥満を不健康であると考えるか考えないかによって，病気に対する予防行動が異なってくるし，リウマチの苦しみを病気だと思ってふさぎ込むか，痛みとともに日常生活ができればよい（社会的なことができる）と考えるかで生活の質が異なってくる。すなわちどのような健康の概念を持つかによって，その人の病気に対する予防意識や健康増進に対する行動，あるいは社会的態度が異なってくるということであり，個人の健康観が健康に影響することを意味している（Topic 1-4）。

1-2 健康心理学とは何か

健康心理学の出現

上に述べてきたように，健康の問題には心が関与していることは避けられない事実のようである。この事実に先鞭をつけたのは，なんと言っても19世紀末のフロイトによる，**転換ヒステリー**の発見である。転換ヒステリーとは，簡単に述べると，抑圧された無意識の中の願望や情動的葛藤が，言語などで意識的に表現できない状態が続くと，身体の反応に変換されて表に出てくるというものである。たとえ話で言うと妻が夫の言うことを聞きたくもないと（無意識に）思ったとき，それは耳が聞こえないという症状

Topic 1-4　健 康 観

人間における心身の器官や機能がいかなる状態にあるとき，健康と考えられるのかといった健康に関する見方のことを**健康観**（health belief）と言う。本来，健康という概念は広く，多様な解釈が可能であるうえ，社会的文化的あるいは歴史的な諸条件により微妙な相違が見られるため，健康についての見解は多様性を持っている。身体的側面を中心として健康をとらえる立場もあれば，精神面，心理面を重視する健康観もある。また，優れた体格，強固な精神のうちに健康を見る考え方もあれば，たとえ虚弱でも，活力，持久力，抵抗力があり，粘り強く与えられた課題を遂行できる特性，あるいは，長命で，外界の厳しい条件に対する適応性を健康と見る見方もある（上田，1997）。

Topic 1-5　心 身 医 学

日本心身医学会の定義（1991）によれば，「心身医学とは，患者の身体面だけではなく，心理面，社会面をも含めて，総合的，統合的にみていこうとする医学」であるとしている。

しかし，**心身医学**（psychosomatic medicine）は「心理的な原因だけで身体疾患が起こる」というような過ぎた「精神主義」に基づくものではない。疾病の身体面での問題点を十分に踏まえた上で，これに影響している心理的，社会的な因子などの役割を的確に評価して，疾病をもつ人として，病人全体を総合的にとらえていこうとするものにほかならない（内山，1997）。

になって現れるというのである。このようなことは検査によって器官の異常が発見できないにもかかわらず，感覚麻痺や発声不能などさまざまな症状として現れるのである。

このような発見に基づいて，アメリカでは1930年代に心身医学会が発足した。そこでは現在心身症と言われている疾病は主として精神分析学的な解釈に基づいて対処されてきた（**Topic 1-5**）。しかし1970年代に入ってから，状況が変わってきた。その理由の一つは心理学の理論の底流が変化したことである。すなわち精神分析学に代わって，行動理論が優勢になってきたからである。無意識という概念は科学の俎上に乗らないということで否定され，代わって条件づけによる習慣形成が主題になってきた。このことによりアメリカの医学界では心身医学に代わって，行動医学が台頭し，行動医学会が設立された。そこでは無意識の解釈ではなく，生活習慣の変容が問題にされるようになってきた（**Topic 1-6**）。

上に述べた健康や病気に関する見方の変化や疾病に対して習慣の変容を試みようとする医学の台頭は，要するに身体を扱う医学が身体だけではなく人間の心や習慣をもテーマに取り上げるようになったということである。これに刺激されてアメリカの心理学会でも新しい動きが始まったのである。すなわち心だけをテーマにしてきた心理学も心だけではなく，身体もテーマにするようになったことである。これにより具体的には1978年にアメリカ心理学会第38部門として健康心理学会が発足したのである。わが国においても1988年本明寛によって日本健康心理学会が設立された。今日では健康心理学の研究は心理学のみならず，さまざまな他分野（たとえば，看護学）の人達によってなされている（図

Topic 1-6 行動医学

行動医学は健康と疾病に関する心理社会科学的（psychosocial），行動科学的（behavioral），および生物学医学的（biomedical）知見と技術を集積統合し，これらの知識と技術を病因の解明と疾病の予防，診断，治療およびリハビリテーションに応用していくことを目的とする学際的学術（Schwarts & Weiss, 1978）。したがって，その研究領域も脳－身体相関の行動論的解明から健康障害，メンタルヘルス不全，諸種の疾病などに対する行動論的・行動科学的基盤に立った対応の諸分野やさらにその関連分野に至るまで幅広くカバーしている。疾病ないしその予防に関与する環境的・心理社会的・社会文化的諸因子の役割の研究，などその一例である。行動医学の基本的課題は健康や疾病に関連する行動の神経学的，心理生理学的，臨床医学的，心理学的，社会科学的，疾病学的な諸研究を推進することで，このことは同時に行動医学の学際的性格を示しているが，研究対象も同時に学際的で多岐にわたっている（内山，1997）。

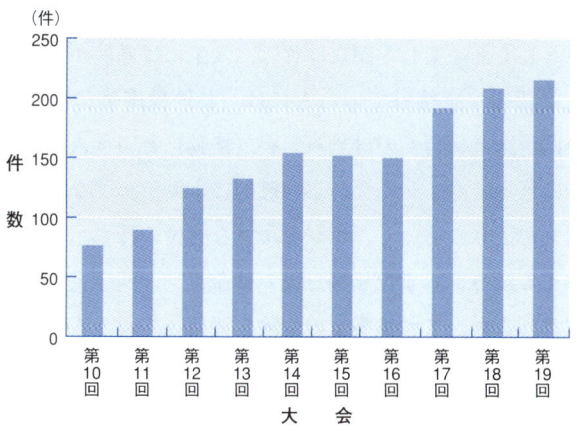

図1-5 過去10年間の日本健康心理学会大会発表件数の推移

1-5）。

健康心理学のモデル

健康心理学では，人間の健康を考えるとき，身体のみではなく，また心のみではなく，人間全体のことを考えねばならないとしている。人間全体というのはいろいろな考え方があるとしてもとりあえず**生物ー心理ー環境（自然・社会）システム**とするのが常識的であろう（図1-6）。

1. **生物的要因**……人間は動物の一種であり，また物質的存在であることには間違いない。動物であるということは，その特徴として遺伝がある。病気には遺伝の素因を考えなければならない。また病気には物質の欠乏や免疫力低下を考える必要がある。これらを含めて生物的要因は医学の分野の問題である。

2. **心理的要因**……心理的側面は人間の特徴である。人間の心理はさらに知覚や記憶，思考からなる認知的側面と怒り，恐れ，うつなどからなる情動や動機づけの側面からなる。喫煙は健康に良くないとしても「楽しみがなければ，人生には価値がない」という考え（認知）を持っている人には，禁煙は困難になるだろう。あるいは歯医者に行くのは恐ろしい（情動）という人の心理は歯の健康にとって好ましくない。一般的にネガティブな感情の持ち主は病気が治りにくいし，ポジティブな感情の持ち主は治りやすいと言えるだろう。また無病息災ではなく，一病息災だということが言われるが，これは病気の危険を背負っている人は，そうでない人よりも健康対策に対する動機づけが高くなるからである。病気でない人に健康の予防対策を講ずるのは大変難しいのが通例であるが，これは動機づけの不足によるのである。

3. **社会的要因**……健康は環境，とくに社会的環境の影響を抜き

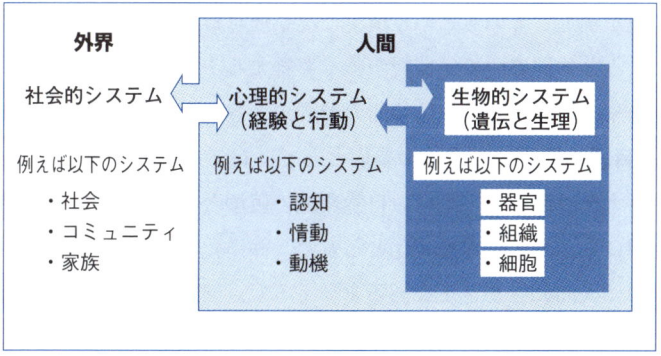

図1-6 生物-心理-環境(自然・社会)システム (Sarafino, 2002)

には考えられない。たとえば食生活について言うと，肉食の文化ではカロリーの過剰摂取による肥満を起こしやすい。最近和食が世界的に評価されているのは，このことと関係がある。また，マスコミの宣伝の影響は現代においては大きいものがある。たとえば，「有名人も飲んでいるお酒です」という宣伝はスポンサーの宣伝ばかりではなく，「お酒を飲む」という視聴者の行動をも促進することになるのである。一方，家庭という環境も重要である。家庭の食習慣はもっとも影響が強いだろう。喫煙習慣も同様で，両親が喫煙しているという環境では禁煙は難しいだろう。青年期になると仲間集団の価値観が強く影響することが指摘されており，喫煙や薬物中毒の発症は仲間の影響が大きいと言われている。

4. 自然的要因……環境の要因として，自然あるいは物理的要因も考えなければならない。自然環境の破壊として，森林の伐採が話題になるが，地球温暖化とともに，砂漠化も進行している。これらは人間にさまざまな影響を与えるが，健康にとっても良いことではない。その他大気汚染，水質汚染は健康にとって直接的な影響をもたらす。また物理的要因としては，たとえば持続する職場内の機械の騒音や飛行場近くの低空飛行の騒音は健康に良くないだろう（**表1-1**）。

健康心理学モデルによる介入

病気について身体のみを考えないで，上述のようなモデルを考えることによって，疾病の治療に良い効果をもたらすことがわかってきている。たとえば心理的な方法で患者の心の不安を取り除くようにすると，病気の回復や早期退院を促すことができる。またガン患者のうつに対する対策が免疫活動を高めると言われている。あるいは人間関係によるストレスが免疫力を弱めると言われ，

表1-1 健康にかかわるさまざまなレベルの要因（Anderson, 1998；余語, 2002）

社会・環境レベル	行動・心理レベル	器官系レベル	細胞レベル	分子レベル
ストレスフルな生活事象 ソーシャルサポート 社会・文化的集団 経済的資源 家庭環境 地域特性 環境刺激・質 環境ハザード	情動 記憶 学習 ダイエット 運動 喫煙 飲酒 薬物依存 知覚 ストレス評価・対処 言語 パーソナリティ 攻撃	心臓血管系 　血圧 　心拍 　破裂 　閉塞 内分泌系 　カテコールアミン 　コルチゾール 　副腎皮質刺激ホルモン 　成長ホルモン 　インシュリン 免疫系 　リンパ球 　貪細胞 　細胞分裂 中枢神経系 　誘発電位 　皮質量 　血流量 　代謝率 自律神経系 　交感神経系 　副交感神経系	レセプター数 レセプター感度 細胞数 樹状突起 シナプス数 皮質再構成 電気伝導性（細胞発火など）	DNA構造 蛋白質 メッセンジャーRNA 移転RNA リボソームRNA 原腫瘍遺伝子 転写因子 二次メッセンジャー 翻訳因子

その場合対人スキルの獲得が有効である。また家族や友人によるソーシャルサポートが老齢者の長生きをもたらすことができる。HIVの予防には性行動に関する健康教育が重要である。このように人間のさまざまな側面に対するホリスティックな介入は健康心理学の重要な役割である。

発達や文化の視点

上述のように人間をホリスティックに見る観点の他に,健康心理学でとらなければならない視点は,人間の生涯発達,すなわち年齢の変化に対応した健康の課題である。

生物的側面について言えば,加齢とともに当然身体的能力が変化していくので,疾病が多くなるし,回復力も衰える。疾病の形態も若年層とは異なり,ガンや心臓血管系の病気,痛み,慢性病,またアルツハイマーなど大脳の衰えに関係した疾病が生じやすい。心理的側面に関しては,年齢とともに好ましくない生活習慣が固着したり,固い信念にとらわれて,変容しがたくなってくる。あるいは職業や家庭を持つことによってストレスが多様化したり,多くなったりする。このようなことは30代から50代まで続くであろう。老齢になると家族の形態が変化したりして,新たなストレスが生ずる。これらへの対処は心理学の課題である。社会的側面に関しては,たとえば青年期になると家庭環境以外に新たに仲間集団の影響を受けやすくなるので,健康にとって好ましくない生活習慣の形成,たとえば薬物の乱用などが起こりやすいので心理学的な対応を考えていかねばならない。

文化と健康に関しては,人間の社会的側面の問題であるが,文化による食生活の違いが,病気の発症率の違いを生じたりする。日本では胃ガンの発症が多く,アメリカでは肺ガンの発症が多い

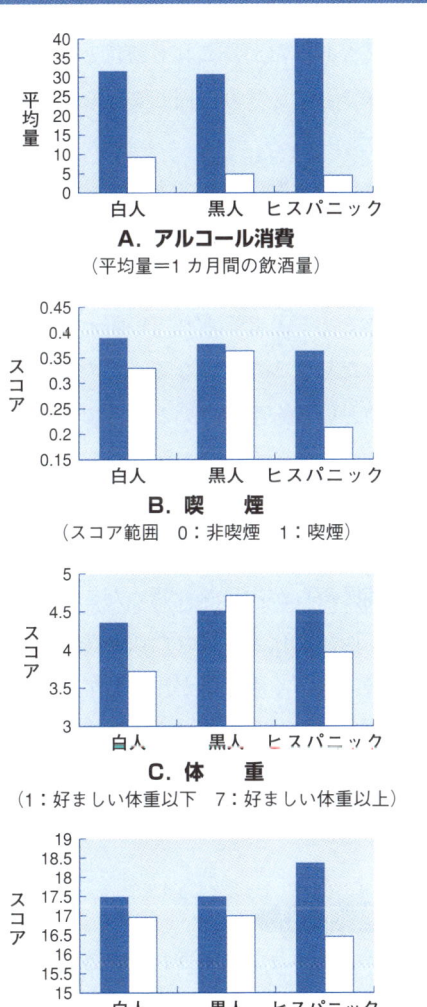

図1-7 人種・文化差によるライフスタイルの違い (Taylor, 1999)

と言われたり、日本では脳溢血が多く、アメリカでは心臓病が多いと言われた時代もあったが、これも時代とともに文化の変化があり、今では日本でもアメリカと同じような病態が多くなってきている。

　健康に対する文化の影響について大きな問題は、健康に関する価値観や信念、生活習慣（ライフスタイル）の違いである（図1-7）。今ではほとんどないことではあるが、未開文化のように、病気は悪魔の仕業であると考えられていると医薬品に頼らず祈祷という手段に頼ったりすることになる。このようなことは意外と現代の文明社会においても生じていることでもある。たとえば宗教的信念が関わって近代的な医療や医薬品服用を拒否したりすることがある。このようなことは現代の医学の観点から見ると不合理であると言える。その一方で、病気の治療や予防において、最近**代替医療**（**相補医療**）が注目され始めたことは興味深い。東洋文化においては、西洋文化で育まれた西洋医学とはまったく異なる人間観と疾病観に基づく中医学が流布していたのであるが、最近になり改めて西洋医学の限界を補完するものとして注目され始めた（表1-2，表1-3）。このように時代により諸文化で育まれた医療に対する価値観が変遷していくことにも注意する必要があるだろう。

健康心理学の定義（役割）

　アメリカで健康心理学会が設立されたときの初代の会長であったマタラゾは**健康心理学の定義**（**役割**）について次のように言っている。

1. 健康の維持と増進……タバコは喫わない、薬物は飲まない、アルコールは飲みすぎない、運動は欠かさない、安全ベルトは必

表1-2 アメリカにおける代替医療の利用状況
(Eisenberg et al., 1998；蒲原, 2002 より)

代替医療の種類	過去1年間に利用した人の割合（%） 1990	1997
リラクセーション	13.1	16.3
ハーブ療法	2.5	12.1
マッサージ	6.9	11.1
カイロプラクティック	10.1	11.0
精神的ヒーリング	4.2	7.0
メガビタミン療法	2.4	5.5
セルフヘルプ・グループ	2.3	4.8
イメージ療法	4.2	4.5
商業的ダイエット法	3.9	4.4
伝承療法	0.2	4.2
ライフスタイル・ダイエット	3.6	4.0
エネルギー療法	1.3	3.8
ホメオパシー	0.7	3.4
催眠療法	0.9	1.2
バイオフィードバック	1.0	1.0
鍼治療	0.4	1.0
一つ以上の代替医療を利用した人の割合	33.8	42.1
標準誤差	1.4	1.2
個人の祈り（除外項目）	25.2	35.1

表1-3 日本における代替医療（2002年）（蒲原, 2002より）

代替医療	過去1年間に利用した人の割合（%）
サプリメント（栄養補助食品）	42.0
マッサージ	31.2
リフレクソロジー（足裏マッサージ）	20.2
アロマテラピー（芳香療法）	14.6
指圧	13.2
ハーブ（西洋の薬草）	12.3
漢方薬（市販薬）	10.2
整体	8.8
鍼灸（はり・きゅう）	7.5
温泉療法	5.3
電圧・磁気療法	5.2
カイロプラクティック	3.2
ヨーガ	2.4
気功	1.5

ず締める，などといったことに関する健康教育のプログラムの作成と学校やメディアでの普及を計る。

2. 病気の予防と治療……運動の励行やバイオフィードバック法などにより血圧の低下をはかり，心臓病のリスクを下げて予防する。病気の治療やリハビリテーションにおいて，心理的なケアを試みる。

3. 健康や病気の原因の診断……病気の原因となるパーソナリティの診断，あるいは情動状態の診断。

4. ヘルスケアシステム（病院など）や健康政策の分析と改善……病院の機能やナースステーションの機能の分析，医師と患者の人間関係の分析と改善，患者のニーズに対する治療者や介護者の対応の改善，医療費が患者に及ぼす影響の分析など，また健康政策の提案など。

以上のように健康について，心理学の諸領域から貢献をするために，研究・教育，それに実践活動をするのが，健康心理学の行うべきことと考えられている。さらに健康心理学はさまざまな学問領域と関連を持たなければならない（**表1-4**）。

表1-4 健康心理学と関連がある学問領域 (Sarafino, 2002)

1. 疫学……病気や傷害の伝播や頻度を分析する科学である。ある集団に病気が発生したとき，年齢，性，人種，文化についてその状況を調査したりする。そして何故その集団でその病気が起こったか原因を調べる。たとえば環境における有害物質（たとえば放射性物質）によって，ある集団にガンが多発しているといったことを突き止める。

2. 公衆衛生……コミュニティによる組織的な介入によって，病気を予防したり，健康を維持したり，改善したり，コミュニティの健康サービス機関を設けたりする活動である。

3. 社会学……グループやコミュニティを調べて，さまざまな社会的要因を分析する。たとえばマスメディア，人口の増減，流行，慣習，などである。とくに医療社会学は病気の流行における社会的な影響，病気に対する社会的な反応，保険機関利用における経済的な要因，病院におけるサービスや医療の実施の仕方などについての分析をする。

4. 文化人類学……文化の研究である。とくに医療文化人類学は文化による健康や保健に関する差異を分析する。文化によって，病気の性質や病気の定義に違いがあるか調べる。また文化によって病気に対する反応やその扱い方，保健機構をどのように構築するかなどである。

　これらの学問は健康心理学に有益な示唆を与え続けるであろう。

参考図書

日本健康心理学会（編）(2002-2003)．健康心理学基礎シリーズ①②
　③④　実務教育出版

　学会編集のシリーズ本である。学会で理解している健康心理学の総論である。

野口京子（2006）．新版健康心理学　金子書房

　健康心理学に関する図や表があって，便利である。

岡堂哲雄（編）(1991)．健康心理学――健康の回復・維持・増進を目
　指して――　誠信書房

　健康心理学に関する先駆的な本で，疾患別の編集が特徴である。

島井哲志（編）(1997)．健康心理学　培風館

　全体の内容の統一にややかけるが，話題が豊富である。

ギャッチェル，R.J.・バウム，A.・クランツ，D.S.　本明　寛・間宮
　武（監訳）(1992)．健康心理学入門　金子書房

　アメリカにおける初期の概論書。

カーティス，A.J.　外山紀子（訳）(2006)．健康心理学入門　新曜社
　簡略な入門書。

ストレスとその対処

　健康心理学で基本となるキーワードは「ストレス」であるが，健康心理学で使われる用語でこの言葉ほど現代社会に流布しているものはないであろう。健康心理学という言葉はまだ一般にはあまり知られていないが，ストレスという言葉の流布は現代社会が健康心理学を求めていることの現れであると言えるのではないだろうか。しかし，この言葉は流布されている割には，用いられる際の正確さに欠けるところがある。本章ではストレスの概念について検討することにする。

2-1 ストレスの定義

ストレスの詳しい内容については、以下の項で述べるが、一般に使われているストレスの用語はさまざまであるので、とりあえずここではこの概念について整理しておくことにする。

刺激としてのストレス

生理的にも心理的にも脅威的な刺激や環境の出来事を指してストレスと言うことがある。あるいはそのような刺激や出来事を**ストレッサー**（stressor）と言う。騒音や酷暑のような物理的刺激、カタストロフィー的な出来事（たとえば地震や洪水）、あるいはライフイベントとして、家族の死、失業、などはストレスとなる。また慢性的な痛みのようなものもストレスとなる。

反応としてのストレス

ストレッサーへの反応を指してストレスと言うことがある。ストレッサーに対して生体に生理的、心理的な反応が起こる。生理的な反応としては筋緊張が起こり、心拍数や血圧が上昇したり、口が渇いたりする。また心理的な反応としては情動が喚起されて恐怖や怒りが生じたり、無気力になったり、思考が乱れたりする。このような生理的、心理的反応を**ストレイン**（strain）と言う。

相互作用としてのストレス

ストレッサーとそれに対する反応の過程の全体をストレスと言うことがある。あるいは人と環境との間の連続的でダイナミックな**相互作用過程**（transaction）を指してストレスと言う。

ストレスとは困難な出来事が、個人の生物的、心理的、そして社会的な**資源**（resource）へかける負担であり、環境が個人に要求することと個人の資源との間に認知された不一致（discrepancy）があるとストレスとなる（図2-1）。

2-1 ストレスの定義

```
刺激としてのストレス          反応としてのストレス
  （ストレッサー）              （ストレイン）

 ┌物理的刺激  ┐            ┌心理的な反応    ┐
 │ （騒音など）│   ────▶   │ （怒りなどの情動）│
 │環境的出来事 │            │              │
 │（災害・地震など）│         │生理的な反応    │
 │心理社会的出来事│          │ （血圧上昇など） │
 └（家族の死など）┘          └              ┘
```

相互作用としてのストレス

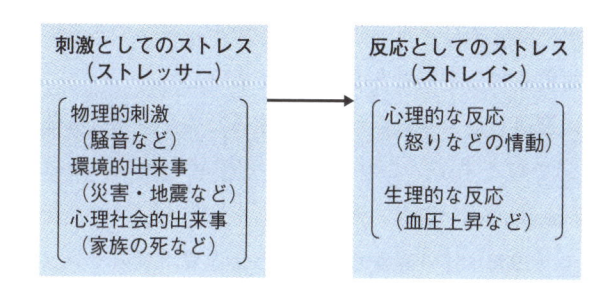

```
                  個人的資源
                   生物的要因
   ストレッサー ⇄   心理的要因   → ストレイン
                   社会的要因
```

図 2-1　ストレスの定義

2-2 ストレスの語源

ストレス（stress）とは圧迫や圧力というのが本来の意味である。このような物の世界の用語を現在のように生体の世界に導入したのは，医学者のセリエ（図2-2）である。

生体は長い間極端な寒さや暑さ，あるいは騒音や光などに曝されると心拍や呼吸が上がり，筋肉が震えたりする。これはこのような状況に交感神経が対応して興奮し，ホルモンであるエピネフリンが放出されるからである。

危険に遭遇したときにそれに対応するため，生体は身体反応と生理反応を起こすが，このことを生理学者のキャノンは「fight or flight response」（闘争－逃避反応）と言った。

セリエ（1936）は外界からのさまざまな要求をストレッサーと称し，それによって引き起こされる非特異的生理反応をストレスと称した。ストレッサーが続くと副腎皮質肥大，胸腺やリンパ腺の萎縮，胃・十二指腸潰瘍の症状が起こる。このような症状は刺激の種類に関わらず共通して生ずることを見出し，セリエはこのような現象を汎適応性症候群（general adaptation syndrome；GAS）と称し，それは次のような過程を経るとした（図2-3）。

警戒反応期（stage of alarm reaction）

生体は有害刺激や緊急事態に直面すると，身体の資源を総動員してこれに対処しようとする。生理的メカニズムとしてはホルモン系として視床下部から副腎皮質刺激ホルモン放出ホルモン（CRH）が放出され，これが下垂体から副腎皮質刺激ホルモン（ACTH）を放出させ，その結果副腎皮質からグルココルチコイドを分泌させる。神経系として交感神経系の興奮により，副腎髄質からエピネフリンやノルエピネフリンを分泌させる。これらが

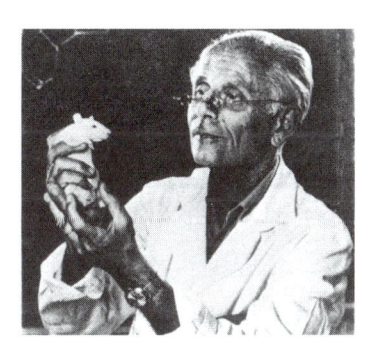

図2-2 セリエ (Selye, H.: 1907-1982)

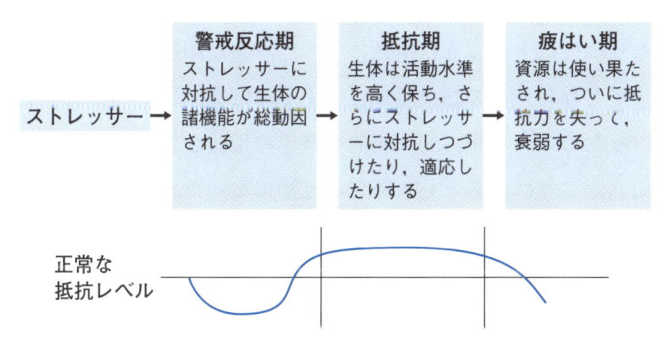

図2-3 汎適応性症候群 (Selye, 1936)

ストレッサー →

警戒反応期
ストレッサーに対抗して生体の諸機能が総動員される

抵抗期
生体は活動水準を高く保ち、さらにストレッサーに対抗しつづけたり、適応したりする

疲はい期
資源は使い果たされ、ついに抵抗力を失っく、衰弱する

正常な抵抗レベル

外界の脅威に対抗する当初の反応である（図2-4, 図2-8参照）。

抵抗期（stage of resistance）

生体はストレッサーに対抗し続ける。生体の能力を高めて、ストレッサーに適応している。しかしこの状態が続くと次第に健康に対する脆弱性が生じてくる。高血圧、潰瘍、免疫力の低下などである。

疲はい期（stage of exhaustion）

長い間強いストレッサーに曝されていると、ついには生体は適応しきれなくなり、その能力を使い果たして、抵抗力を失うことになる。その結果生理的なメカニズムは正常な活動ができなくなり、身体的疾患を起こすことなる。

このように慢性的なストレッサーに繰返し曝されると、生体はストレッサーに対して敏感になり、過剰に反応するようになったり、強いストレッサーに繰返し適応をしていると、生理的疲弊は大きくなる。

セリエは以上のように生体にとって有害な刺激や状況をストレッサーと称し、その結果生体に生ずる非特異的な反応をストレスと言ったのであるが、元来物的な世界の用語を生体反応の世界に適用したことは、ストレス概念の拡張になったのであるが、さらにこのことは心の世界にも持ち込まれることになった。

2-3　ストレスの心理学的概念

ストレスの概念は最初は物理的、生理的な意味を持っていたが、ラザルスとフォルクマン（1984）によって、心理的な意味を持つようになった。彼らによるとストレスになるのは環境の要求の単なる反映ではなく、それをどのように認知するかが重要だと言う。

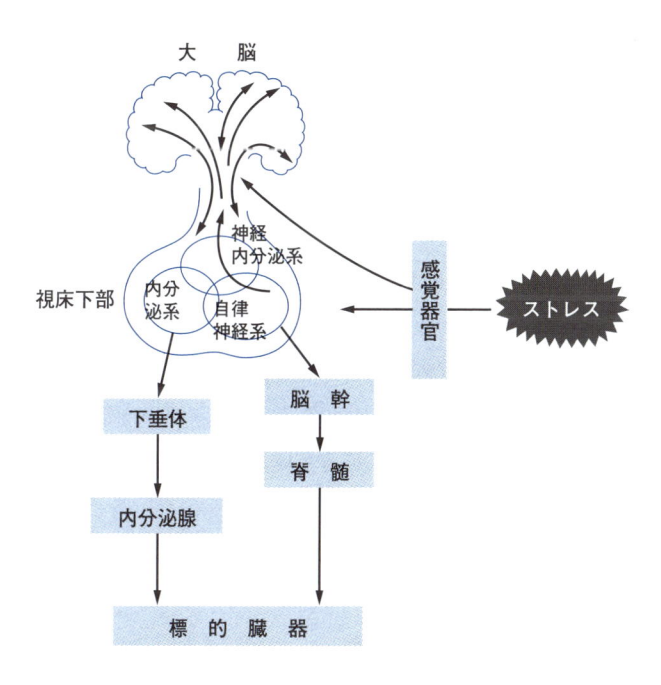

図2-4 ストレスの感受と反応過程（内薗, 1992）

試験に失敗したとしても、もう一度やればよいと考えるか、大変だと考えるかによってストレスの程度は異なる。ラザルスらは認知の過程について、次のように考えた（図2-5）。

1次的評価

　ある事態に直面したとき、まず事態を分析し、評価する。この過程を**1次的評価**と言う。この評価には3通りのものが考えられる。

1. 無関係……前にも同じことがあったが、たいしたことはなかったという事態であれば、それは無視される。このように評価された事態は当然ストレスにはならない。

2. 無害ー肯定……直面した事態が問題であっても、無害であったり、現状が維持されるということであれば、肯定的に評価されることになる。自信のあるレポートを書いたが、うっかりして提出の期限を過ぎてしまった。しかし内容が良いから成績は良いだろうと考えれば、さしてストレスとはならない。

3. ストレス……事態がストレスになる場合である。これには害ー喪失（harm-loss）、脅威（threat）、挑戦（challenge）があるとしている。

①**害ー喪失**……客観的にはちょっとした傷害であっても、大変なことになったと思ってしまうと、痛みの大きさも大きくなり、ストレスが増大する。

②**脅威**……まだ起きていないが将来予想される害ー喪失は脅威になる。入院中の患者は入院にかかる費用や退院後の生活の困難を予想するとストレスが高くなり、恐怖、不安、怒りの感情が起こりやすくなる。ただしそれらの問題に対して対処の方法を今から考えておくことはできる。

2-3 ストレスの心理学的概念

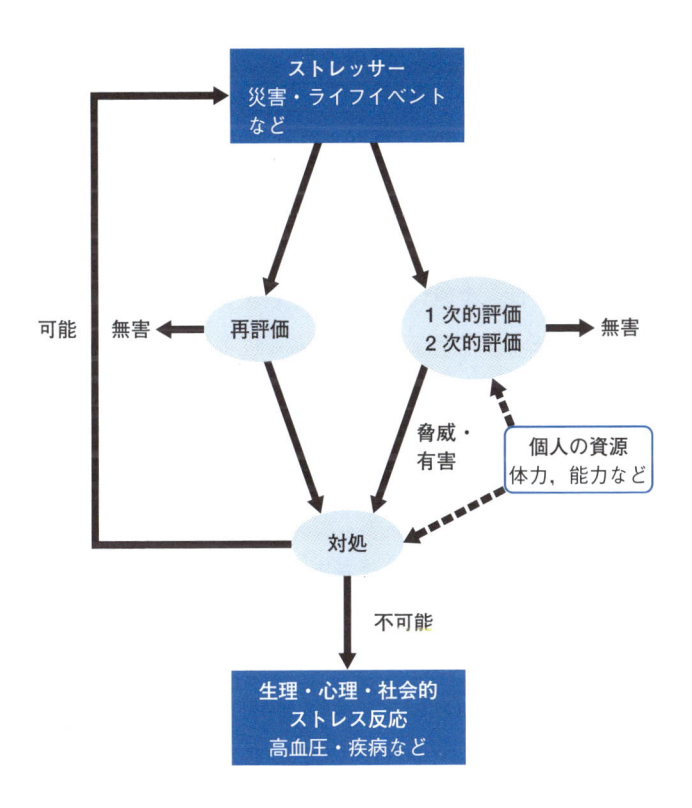

図 2-5 ラザルスの相互作用としてのストレス理論

③**挑　　戦**……事態を成長の機会と考えることである。与えられた難しい仕事はやり遂げられるかどうかわからないので，脅威ではあるが，自分の能力を試すまたとない機会だと考えるならば，積極的な感情を持つことができる。

脅威と挑戦は対極であるというよりは，事態に対して同時に起こるものであり，事態の変化によって変わりうるものである。挑戦的である人は脅威を感ずる人よりも問題解決の可能性が高くなるであろう。

2次的評価

2次的評価とは，事態に対して何ができるか，どのような対処法が可能か，それによって対処が成し遂げられるかなど，事態の収拾に関する認知的評価である（**Topic 2-1**）。

1次的評価と2次的評価は順序が決まっているわけではなく，同時にダイナミックに関係しあっていると考えられる。

再 評 価

再評価とは，環境からのさまざまな新しい情報や個人の対処反応の結果についての情報によって認知的評価を変えてゆくことである。環境と人間の間には時間の経過とともに複雑で相互的な関係が流動していく。認知的評価はこの作用に関わっているのである。最初は怖い人だと脅威として認知された人でも，付き合っていくうちに良い人だとわかって，以前の評価が正しくなかったと再評価されたりすることはたびたび起こることである。

ラザルスとフォルクマン（1984）は以上のように，ストレスとは事態をどのように認知するかが重要であって，純粋に客観的なことではないとした。またストレスは決まった状況ではなく，環境と人との間のダイナミックな**相互作用過程**（transactional pro-

Topic 2-1　2次的評価の例

　2次的評価には対処の仕方に関する認知が含まれる。それは、ストレス事態をどのように認知し、それに対してどのように対処していけるかに関する評価である。以下のシナリオは就職の面接場面を想定したもので、いくつかの対処評価の例である。

面接場面での状況：現状では、おそらく採用を拒否されるであろう。そうなったら私は他に仕事がないのだから大変なことだ。もしも自分が面接を上手くこなす能力をもっていたならば、雇ってもらえるだろう。

1. 私にはその能力がない。その上誰か助けてくれる人もいない。状況は絶望的である。
2. 私にはその能力があると信じている。どうすれば魅力的な候補者になれるか考え出し、リハーサルをしなければならない。そして神経を落ち着かせるために、面接2時間前に、精神安定剤を飲もう。
3. 私にはその能力がない。でも、私には人事のことをよく知っている友人がいる。彼が私を助けてくれると思う。
4. 私は仕事につきたいし、この仕事はとても魅力的だから、雇ってもらえなかったならば、とても残念だ。しかし可能性は他にもあるから、ここがだめなら、他を試みよう。
5. 私は黒人だから公正な扱いを受けたことはない。世の中が間違っている。

　シナリオ1は脅威を増強し、絶望的な評価である。シナリオ2はストレス状況下で希望を見出し、挑戦的な評価である。シナリオ3は自分の資質よりも友人に頼る対処である。シナリオ4は他の選択の余地を残し、ストレスを低くする対処である。シナリオ5は責任を外的なことに帰属している攻撃的な対処と言える。

(ラザルスとフォルクマン：本明ほか監訳，1991より)

cess）として理解しなければならないとした。このことによりストレスの概念は極めて心理学的な問題として理解されるようになり，健康心理学の主題となったのである。

2-4 ストレスをもたらす要因

ストレスをもたらす要因は多数あると言えるが，そのうちのいくつかについて，取り上げてみよう（表2-1，表2-2）。

個人的な要因

ストレスの認知をもたらす個人的な要因のうちのいくつかを取り上げてみよう。

1. 自尊心（self-esteem）……自尊心の高い人はストレス事態を脅威と認知するより，挑戦と認知しやすいであろう。

2. 動機づけ……目標の重要性が高いとストレス克服のエネルギーが高くなり，動機づけが高まると言えるが，一方でストレスも高くなることが考えられる。

3. コミットメント……状況や問題解決事態に対する関与の深さであり，思い入れの深さとも言える。コミットメントの程度によって，ストレスに対する認知も異なり，またストレスに対する傷つきやすさも異なると思われる。

4. 信　念……社会的環境の中で獲得されてきたその人の認知的体系であり，いわば無意識のうちの思い込みである。これはしばしば状況に対応するときの構えとなる。たとえば「電車の運行は完全に安全でなければならない」という不合理な信念を持つ人にとってはちょっとした不都合もストレスになってしまうであろう。

状況的な要因

1. 新 規 性……今までに経験したことのない刺激や事態は好奇

表2-1 ハッスル尺度 (Taylor, 1999)

ラザルスは，ストレスは人生途上で遭遇する大きな出来事（トラウマ：trauma）によって起こるのみでなく，日常生活の中で起こる些細な出来事（置き忘れ，隣の家の騒音など）によって起こるものであり，無視できないとした。これを日々の混乱（daily hassle）と称した。117項目からなる「ハッスル尺度」(Kanner, Coyne, Schaefer, & Lazarus, 1981) が作られているが，以下のような質問項目でもチェックできる。以下の質問は過去の1カ月でどのくらい混乱を感じたかをチェックするためのものである。何事もなければ記さない。

1 何かしらひどい　　2 中程度にひどい　　3 極度にひどい

1. 物の置き忘れ，紛失　　　1　2　3
2. 隣人とのいさかい　　　　1　2　3
3. 社会的な拘束　　　　　　1　2　3
4. 配慮のない喫煙者　　　　1　2　3
5. 死に関する思い　　　　　1　2　3
6. 家族の健康　　　　　　　1　2　3
7. 衣服を買うための資金不足　1　2　3
8. 借金についての心配　　　1　2　3

表2-2 感じられたストレス尺度 (Taylor, 1999)

「感じられたストレス尺度」(Cohen, Kamarck, & Hermelstein, 1983)
　以下の質問は過去1カ月にあなたが感じたり，考えたりしたことに関する質問です。それぞれ何回ぐらい感じたり，考えたりしたかを答えてください。

1 全くなかった　　2 ほとんどなかった　　3 ときどきあった　　4 かなりあった　　5 非常にあった

1. 過去1カ月間に予想しなかったことが起こったために，どのくらい狼狽したことがありましたか
2. 過去1カ月間にどのくらい神経質になり，ストレスを感じましたか
3. 過去1カ月間にどのくらいしなければならないことに対処できなかったと感じましたか
4. 過去1カ月間に自分でコントロールできないことが起こったために，どのくらい怒りましたか
5. 過去1カ月間に成し遂げなければならないことについて，どのくらい考えましたか
6. 過去1カ月間に障害があまりにも高くて，どのくらい克服できなかったと感じましたか

心を触発することもあるが，多くは恐怖心を起こしやすい。新しい機器を操作しなければならなくなったときには，興味はひかれるが，一方ではできるだろうかと心配や緊張をすることになる。

2. 予測性と不確実性……将来起こるであろう障害は予測できるときには，前もって対策を立て準備できるのでストレスは低いが，予測できない災害は対策が立てにくいので，心配は持続する。最近は天気予報の当たる確率が高まり，予測性の有効性を感じている人は多いであろう。またその際雨が降ることは予測できても，さらに雨が降る確率が問題になる。確率が高いと対策は立てやすいが，低いと迷いが多くなるというように不確実さの要因もある。

3. あいまいさ……基本的には環境からの情報の不足，あるいは矛盾した情報は事態のあいまいさをもたらし，ストレスとなる。病気の回復についてはっきりとした情報がないと希望が失われがちになる。あるいは職場で役割分担や責任の範囲がはっきりしないと，活動や決定ができず，不適応を起こしやすい。しかしこれには個人の要因も絡み，たとえば不安が高い性格の人は影響を受けやすい。

4. 時間的な切迫と持続……これは誰もが体験していることであるが，レポートの締切が迫っているときの切迫感はストレスになる。また試験期間が1週間であるといったように，緊張が長い間続くとストレスは大きくなる。

5. 出来事のタイミング……卒業，就職，結婚，出産などの出来事が通常のライフサイクルとずれたりするとストレスになる。卒業がずれたり，思わぬ年子の妊娠が起こったりといったように，予定外の出来事はストレスの原因になりやすい。

6. コントローラビリティ……事態をコントロールできるかでき

Topic 2-2　職場におけるストレスの原因

1. **環境状況**……職場の物理的，化学的環境の危険性や劣悪さが緊張を強いることがある。たとえば危険な火薬を扱う作業に従事している人はつねに緊張を強いられる。あるいは悪臭の漂う職場での作業なども同様である。

2. **オーバーワーク**……残業が何日も続くといったように，過剰な労働は心身に障害をもたらす。いわゆる過労死は英語にもなっているほど日本の労働条件の過酷さを表している。

3. **作業のコントロール**……作業の内容が自分でコントロールできないものであるとストレスになる。流れ作業のような場合，その速度が機械的にコントロールされていて，自分のペースに合わないといったことがあるとイライラが生ずる。

4. **責任の重さ**……仕事の責任が重いとストレスになる。たとえば航空管制官は操縦者よりも多くの人間の安全を守る責任を持っているので，ストレスが高いという調査結果がある。

5. **役割の明確さ**……組織の中で自分の仕事の役割があいまいであると，ストレスの原因になる。何をやったら良いのか，また何処までやらなければならないのか仕事の範囲が決められていないと行動しにくい。このことが不要なストレスを招く。

6. **人間関係**……職場の中の人間関係はストレスの大きな原因になる。上下関係はもちろん仲間関係も重要である。ストレス軽減にはソーシャル・サポートが大きな役割を持っているが，人間関係が悪いとこれを得ることができないのでストレスがたまることになる。

7. **業績評価**……組織による自分の仕事に対する評価が低かったり，昇進が遅かったりするとストレスの原因になりやすい。

8. **失業**……失業のおそれや失業にあうことは最大のストレスになることは言うまでもない。

ないかはストレスに関係する。与えられた仕事がうまくこなせる内容であるならばストレスにならないが、自分の実力を超えているとなると、ストレスは大きい（**Topic 2-2**参照）。

社会的な要因

ライフサイクルの過程の中ではさまざまな出来事が起こるが、それらはストレスになるものやならないものがある。ホームズとラーエ（1967）はライフイベントのストレスの程度を決める尺度を作成した。これは出来事に対する適応のための労力や必要な時間の長さを判断させて、結婚の50を基準値とし、その他の出来事についてストレス値を序列化したものである。そしてストレス値と健康との関係について検討した。これについては批判があるが、健康心理学の研究の先駆けと言える（**表2-3**）。

1. 家　　庭……家庭は癒しの場であると同時にストレスを生む場所でもある。問題になる出来事の例を取り上げてみよう。たとえば赤ちゃんが生まれることは喜びではあるが、同時に負担が増えることでもある。当然母親は赤ちゃんの世話で大変になり、父親も経済的な負担が増える。また第2子以降の誕生は新たに兄弟関係が生ずることになり、家庭のダイナミズムが変化し、これがストレスの原因になる。また家族の病気も問題になる。とりわけ親の病気は家庭全体に対する影響が大きく、親が生活費を稼ぐ立場にある場合は家庭の経済も絡んでくる。子どもの長期にわたる病気は親にとっては大変なストレスとなる。そして家族の死はもっとも大きなストレスである。たとえば親の死はその配偶者と子どもにストレスを与え、子どもの死は親にとって長期のストレスとなる。特別な出来事としては、離婚がある。これは子どもにとってはトラウマになることがある。

表 2-3　社会的再適応評価尺度（Holmes & Rahe, 1967）

ランク	出来事	評価値
1	配偶者の死	100
2	離婚	73
3	配偶者の別居	65
4	刑務所や施設への監禁	63
5	家族の一員の死	63
6	自分の怪我，病気	53
7	結婚	50
8	職場からの解雇	47
9	配偶者との和解	45
10	仕事からの退職	45
11	家族の一員の健康と行動の変化	44
12	妊娠	40
13	性生活の困難	39
14	家族の人員の増加	39
15	仕事への再適応	39
16	財政状態の変化	38
17	親しい友人の死	37
18	転職	36
19	配偶者との口論の数の変化	35
20	大きな買い物のためのローン	31
21	ローンの質の流れ	30
22	職責の変化	29
23	息子や娘が家庭から離れる	29
24	姻戚関係者との間のトラブル	29
25	目立った業績を上げる	28
26	妻が家庭外での仕事を始めるかやめる	26
27	学校に入る，または止る	26
28	生活状況の変化	25
29	自分の習慣の修正	24
30	上司とのトラブル	23
31	勤務時間，条件の変化	20
32	転居	20
33	転校	20
34	リクリエーションの習慣の変化	19
35	教会活動の変化	19
36	社会活動の変化	18
37	ちょっとした買い物のための借金	17
38	睡眠習慣の変化	16
39	家族の集まりの回数の変化	15
40	食習慣の変化	15
41	休暇	13
42	クリスマス	12
43	ちょっとした法律違反	11

2. 職場と仕事……仕事をする上でのストレスは重要な問題である。まず職場の物理的な環境（たとえば騒音，温度，湿度，採光など）が健康に及ぼす影響は大きい。また，仕事の内容にもストレスの原因が潜む。たとえば単純な反復作業など自分の能力以下の仕事はストレスになりやすく，もちろん過大な責任もまたストレスになる。そして職場での人間関係によるストレスはよく話題になる。さらに仕事に対する評価や昇進が不適切だとストレスをもたらす。特殊な場合として，リストラによる突然の失業は本人のみならず家族を含むストレスとなる（**Topic 2-2**参照）。

2-5 ストレス対処

人はストレス事態に直面したとき，その解決に向けて努力をする。ストレスとは前に述べたように環境の要求と個人が持っている資源との間の認知された不一致であるが，このことを解決してゆく努力が**ストレス対処**（**コーピング**；coping）ということである。このストレス対処についての考え方には，いくつかの理論がある。

パーソナリティ理論

コバサ（1979）はストレッサーに対してストレス反応を起こす程度に個人差があることを指摘し，ストレスに頑健なパーソナリティを**ハーディネス**（hardiness）とした。彼は，ハーディネスは出来事を統制することに対して自信があること，またさまざまな出来事に対して，つねに関与（コミットメント）する傾向があること，そして困難に対して積極的に挑戦（チャレンジ）する傾向があるから成り立っているとした。

フリードマンとローゼンマン（1974）は**冠動脈心疾患**（coro-

Topic 2-3　フリードマンのタイプA行動発見のエピソード

　振り返ってその頃起こったある出来事を思い起こすと恥ずかしい思いがする。私が椅子張り職人に待合室の椅子の修理を頼んだときのことである。椅子を点検すると、彼はここは何科かと尋ねた。私たちは循環器科だと答え、なぜそう尋ねるのかと聞いた。すると彼は「いや、椅子の前端だけが擦り切れているので、どうしてか不思議に思ったんですよ」と答えた。私たちがより注意深かったならば、偶然聞いたその言葉が冠状動脈疾患の患者の行動パターンについて何を語っているのか、もっと考えただろう。

　アメリカの白人女性が虚血性心疾患を発症する確率は夫より遥かに低いのは、コレステロールや動物性脂肪の摂取量が少ないためと予想していた。しかし栄養摂取量は同じであった。

　この栄養の研究の後、私たちは頭が混乱したが、サンフランシスコ・ジュニアリーグの女性の会長は全く当然という様子だった。「初めから私たちは夫と同じように食べていると言ったではありませんか。夫が何故心臓発作をおこすか、その原因を本当に知りたいのなら、お教えしましょう」「何ですか」と私たちはいくらか横柄に尋ねた。「ストレスです。仕事からくるストレス、これが原因です」彼女は即座に答えた。この時、私たちのタイプA行動パターンの概念およびその虚血性心疾患との関連性の概念が生まれたのである。

　サンフランシスコの工業環境や商業環境にどっぷりとつかっている150人のビジネスマンに質問状を送り、彼らの友人が心臓発作を起こす前に認められた特殊な現象、あるいは習癖は何だったか選んでもらった。そのうち70パーセントの人が「過度の競争と締め切りに間に合わせること」への没頭が発作に見舞われた友人の目立った特徴だったと回答したが、友人の心臓発作の誘因が脂肪分のとりすぎ、過度の喫煙、あるいは運動不足によるものだと考えている人は、このうちの5パーセントにみたなかった（フリードマンとローゼンマン；河野監訳, 1993）。

nary heart disease；CHD）を起こす人には，行動パターンに特徴があるとした。これはストレス事態に対してそのような行動をとることによって生起するものと考えられる。そのような行動タイプを**タイプA**（type A）と称したが，その特徴は次のようなことである（野口，1998）。①つねに「ねばならない」という信念に縛られており，②時間的切迫感，競争心，攻撃的，敵意，野心的，完全主義，のような傾向を持ち，③早口，大声，断定的，強いアクセント，といった振舞いをする人である。ストレスに対してこのような対処行動をとることは事態の克服に役立つであろうが，一方で健康にとって好ましくないこともあるということである（**Topic 2-3**）。

プロセス理論

ラザルスとフォルクマン（1984）はストレス対処はパーソナリティのような固定した行動傾向によって理解されるものではなく，事態のプロセスとして理解されるべきであるとした。すなわち①対処はつねに変化していく，②対処は自動的な適応行動ではなく，自らの評価にもとづいてなされる，③対処は処理しようとして考えたり，行動したりする努力で，その結果が成功か失敗かということとは関係がない，④対処の仕方をマスターすることではなく，ストレスを低め，耐え，受け入れることができることである（**図2-6**）。

対処プロセスの種類

ラザルスとフォルクマン（1984）はストレス対処のストラテジーとして，2種類のものを指摘している。一つは**情動焦点型**（emotion-focused coping）であり，もう一つは**問題焦点型**（problem-focused coping）である（**表2-4**）。

2-5 ストレス対処

外的資源と障害

```
┌─────────────┐  ┌─────────┐  ┌─────────────┐
│金銭や時間のような│  │社会的支援│  │人生上の出来事や日│
│現実的資源      │  │         │  │常の混乱のような他│
│              │  │         │  │のストレッサー    │
└─────────────┘  └─────────┘  └─────────────┘
```

| ストレス的出来事，その段階と将来の成り行き | ストレッサーの評価と解釈
【1次的評価】
障害や喪失
将来の脅威
挑戦
【2次的評価】
対応，資源，選択についての評価 | 対処行動と問題解決のストラテジーと情動の調整
(例：情報を求める，直接的活動，活動の抑制，精神的な処理，他者への転換) | 対処課題
・障害となる環境条件の低減
・よくない出来事や事実に耐えるか順応
・よい自己イメージを維持
・情動の平衡を維持
・他者とのよい関係を続ける | 対処の効果
・心理的な機能
・日常活動の回復
・生理的変化，病気の変化 |

通常の対処スタイル

対処反応とストラテジーの選択に影響するパーソナリティ要因

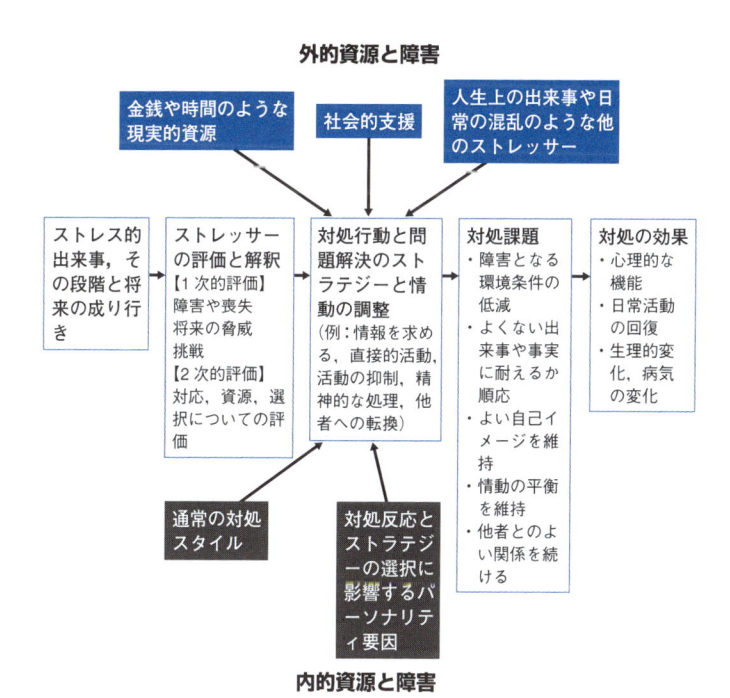

内的資源と障害

図 2-6　対処プロセス (Taylor, 1999)

1. 情動焦点型の対処……これには行動的な対処と認知的な対処がある。行動的な対処とは，酒を飲んで気を紛らわす，友人に話を聞いてもらう，スポーツに没頭するなどいわば気をそらすことである。認知的な対処は事態についての考えを変えることである。たとえば失恋したとき「良い女性は他にも大勢いる」と考えるといったことである。このストラテジーは大切な人が死んだといったような問題事態が絶対に変えられないときにとられるストラテジーである。

2. 問題焦点型の対処……これはストレス事態となっている環境の要求と個人の対処資源との不一致の状況を分析し，その問題の解決を目指して，考え行動することである。

対処資源

ストレス事態に対処していくためには，個人の資源（resource）が豊かである必要がある。ラザルスとフォルクマン（1984）は次のような資源を挙げている。

1. エネルギー……体力である。しかし体力がなくても，緊急事態になると力が出ることがある。

2. 積極的な信念……対処できるという自信である。信念は良い意味での宗教的な信仰によって生まれるものもあるが，バンデューラのいう結果期待や効力期待（セルフ・エフィカシー）によるものである。

3. 問題解決技能……問題解決技能とは，①情報収集能力，②問題の分析能力，③対処行動のプランを立て実行する能力を持っていることである。

4. 社会的技能……効果的なコミュニケーションができる能力である。

表2-4 ストレス事態への対処の仕方（Sarafino, 2002）

1. **プランを持った問題解決（問題焦点的）**
解決に至るための状況を分析し，問題を解決するための活動をする。

2. **対決的対処（問題焦点的）**
事態を変化させるために，攻撃的な活動をする，怒ったり，危険のある活動をする。

3. **社会的支援を求める（問題焦点的，情動焦点的）**
情報的支援を求めたり，情動的支援を求める。

4. **距離をとる（情動焦点的）**
状況から自分を引き離し，よい展望を作るような認知的努力をする。

5. **逃避－回避（情動焦点的）**
状況についてただ望むだけで，そこから逃避したり回避する活動をする。

6. **セルフコントロール（情動焦点的）**
自分の感情や活動を問題との間で調整するよう試みる。

7. **責任の受容（情動焦点的）**
問題における自分の役割を認め，物事を正しくしようとする。

8. **肯定的評価（情動焦点的）**
自己の成長のために，状況から肯定的な意味を作り出そうとする，時に宗教的である。

5. **社会的支援**……ストレス対処として社会的支援が重要であるので、自分の周りに社会的な支援のネットワークを日ごろから構築しておくことは個人の資源として非常に重要なことである。

6. **経済的基盤**……金銭的な資源は非常事態では必要なものであり、またそのような資源を有していることは、精神的な余裕をもたらす。

2-6 ストレスマネージメント

ストレスに対処するためには、上に述べてきたような条件を備えていることが基礎であるが、心理療法の技法はストレス対処のために活用することができる。詳細は心理療法の専門書に譲るが、ここでは健康心理学の技法として重要な心身をリラックスする方法（リラクセーション）に直接関わるものをいくつか列挙してみよう。

1. **筋弛緩**……ジェイコブソン（1938）が提唱したものが知られている。さまざまなバリエーションがあるが、たとえば手首あるいは両腕を持ち上げて10秒ぐらい保持して、そのときの緊張感を感じ取り、その後下げて15秒ぐらい筋弛緩を感じ取るようにする。顔面、首、腹、足首といった体のいろいろな部分について繰り返していくのである。

2. **自律訓練**……シュルツによって開発されたもので、日本において流行しているものである（佐々木、2003）。自律訓練は標準練習と特殊練習とに分けられているが、一般には7つある標準練習のうち第1、第2公式がしばしば行われている。まず背景公式の「気持ちが落ち着いている」という言語暗示から始まって、第1公式の四肢重感練習の暗示「両腕、両足が重い」を行う。暗

表2-5　自律訓練の公式 (佐々木, 2003)

自律訓練法の定義
自律訓練法とは,「簡潔に公式化された自己教示的語句を反復暗唱しながら, その内容に受動的注意集中 (passive concentration) を行うことによって, 段階的に心身の相対的緊張状態から弛緩状態へ, 心身を活動させるのに都合のよい中枢神経系の機能的状態 (反ホメオステイシス状態) からエネルギーを蓄積し疲労回復を進めるうえで都合のよい状態 (向ホメオステイシス状態) へと変換し, 生理的, 心理的, 社会的, 精神的な各次元での機能的変換を図るための, 体系化された心理生理学的健康法, 治療法ないしは訓練法であり, 非特異的心身調整法である」。

標準訓練
自律訓練法は,「基礎練習」と, その練習を基盤にした「上級練習」からなる。基礎練習は通常「標準練習 (standard exercise)」と称され, 背景公式も含めると以下の7段階から構成されている。

背景公式 (安静練習):「気持ちが (とても落ち着いている)」
第1公式 (四肢重感練習):「両腕両足が重たい」
第2公式 (四肢温感練習):「両腕両足が温かい」
第3公式 (心臓調整練習):「心臓が (自然に) 静かに規則正しく打っている」
第4公式 (呼吸調整練習):「(自然に) 楽に呼吸をしている」
第5公式 (腹部温感練習):「お腹が温かい」
第6公式 (額部涼感練習):「額が気持ちよく涼しい」

示は数秒の間にとどめてこれを数回繰り返す。この暗示による感覚の獲得には個人差があるが，練習が必要である。第2公式の四肢温感練習の暗示は「両腕，両足が温かい」である（**表2-5**）。

3. 自 己 催 眠……言語暗示やイメージによって，心の状態に影響を与えることができる。たとえば「暖かい陽光がさんさんと降り注ぐ，野原で寝そべっている」というイメージによって，リラックスした気分を作るのである。このためにはイメージに誘導されて実感に近い体験を持てるようにならなければならない。催眠状態に入る初歩的な訓練としては，両手を体の前に差し出して，両手が近づくあるいは広がるという暗示で，両手が他動的に動いてしまうという体験を訓練するのがよい。

4. バイオフィードバック……これにはバイオフィードバック用の機器を必要とする。たとえば心拍の生理反応を計器で見ながら，心拍数を下げるように試みてみる。そして何らかのきっかけ（呼吸であることが多い）で，それが下がるのを見ることを経験すると次第に心拍数を意図的に下げることができるようになる。心拍は元来自律神経によって支配されているので，意図的に変化させることはできないものである。しかし心拍を目で見たり，音で聞いたりしてフィードバックする（結果の知識を得る）と上記のようなことを起こすことができるので，ストレスによる生理反応をコントロールするために用いられている。

5. 呼 吸 法……呼吸は意識的に操作できるので，リラクセーションのための方法として利用することができる。呼吸法のキーワードは腹式呼吸と長くゆっくりとした呼気である。呼気によって副交感神経が優位になると指摘されているので，ゆっくりとした長い呼気はリラクセーションの感覚をもたらす。腹式呼吸は胸式

Topic 2-4　マインドフルネス・ストレス低減プログラム

　カバットジン（1990）は東洋的な行法を基礎にして，ストレスマネージメントのための方法を開発した。**マインドフルネス**とは，現在のことに注意を向け，価値判断せずに瞬間，瞬間の経験を意識することであり，つねに変化する内的，外的な状況をただ観察することである。このような態度の形成がストレス対処に効果をもたらすというのである。このプログラムの効果については，多くの研究があり，ストレス耐性の向上，認知の変化，セルフマネージメント力の向上，リラクセーション，受容のスキルの獲得，身体感覚の覚醒などが指摘されている。最近このプログラムがうつの再発を防ぐことに効果があるという指摘があり，臨床心理の分野で注目され始めた。

　このプログラムの内容は以下のようなものである。

1. 咀嚼瞑想……レーズンをゆっくりとかみ味わう。これにより以下の諸技法の本質，すなわち今の行為や感覚に注意を向け，意識することを経験するのである。

2. 呼吸法……以下の諸技法にとって重要な呼吸に関しての訓練で，腹式呼吸とゆっくりとした呼気ができるようにする。

3. ボディースキャン……足先から順次身体の各部分に注意を向け，その場所の感覚を感ずることに集中する。身体の感性を高める。

4. ヨーガ……筋肉の緊張と弛緩により，身体感覚を覚醒し，意識を高め，存在感を自覚する。

5. 歩行瞑想……通常は無意識に歩いているが，目的地に向かうのではなく，ただ歩くこと自体に注意を集中し，意識する。

6. 静座冥想……いわゆる坐禅である。これについては細かいステップについて述べられているが，要点は先に述べたようにからだの内外で生ずるさまざまな感覚や意識にとらわれることなく，あるがままに観察し，やり過ごすといったことの繰返しを経験す

呼吸よりも肺活量が多く、また沈静感をもたらす。呼吸法はもっとも容易なストレス解消法であり、心身の健康法の基礎であると言える。

6. ヨ ー ガ……インド起源のものであるが、最近は世界的に流行している。ゆっくりとした動きと呼吸によって、筋の緊張と弛緩の感覚を生起させ、身体感覚の覚醒を通して、心身の健康をもたらす。

7. 瞑　想……元来は宗教的な修行法として、どの宗教においても行われていたものであるが、最近は宗教的なこととは離れて、心身の健康法として行われるようになってきた。ヨーガの技法の一つであったが、日本においては禅瞑想が代表的なものであり、調身（姿勢を正す）、調息（呼吸を整える）、調心（心の動きにとらわれない）がキーワードである。このことから推測できるように、瞑想は心身のコントロールを図ろうとするものであり、ストレスによって引き起こされた心身の不調を安定させる方法として期待されている（図2-7）。

8. その他の諸技法……上に述べてきたものはストレスによる心身の不調に直接的に対処する方法であった。しかし健康心理学では、疾病につながることが証明されつつある好ましくない生活習慣や不合理な考え方についての対処も考えなければならない。これについては心理療法として開発されてきている諸技法が応用されている。生活習慣の変容には行動療法が適用され、不合理な考え方の変容には認知療法や論理情動療法が用いられる。これらの諸技法については専門書に当たる必要がある（日本健康心理学会編，2003）。

ることである。

　マインドフルネス・ストレス低減プログラムは，過去や未来の事に関する思念にとらわれずに，身体感覚を豊かにすることによって覚知できる現在の自分（これ以外に自分はいない）に安住することを求めるものだと言える。

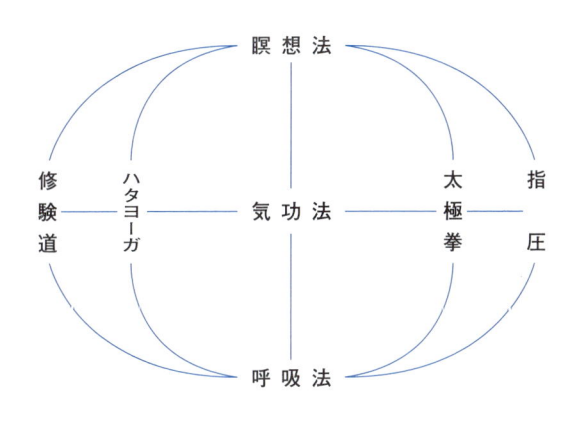

図 2-7　東洋的行法の体系

2-7 ストレスと疾病

ストレスが生体に及ぼす影響

　環境からくるストレスあるいは心理的ストレスは生体に対してさまざまな影響をもたらすことが知られている。その基本的なメカニズムは以下の通りである。

　心身に対するストレス刺激に対して，視床下部が興奮し，副腎皮質刺激ホルモン放出ホルモン（CRH）とバゾプレッシン（VP）が放出される。それが脳下垂体を刺激し，副腎皮質刺激ホルモン（ACTH）やβエンドルフィンが放出される。これが血中に運ばれて，副腎皮質を刺激してステロイドホルモンであるグルココルチコイドを分泌させる。またストレスは自律神経に影響し，交感神経を刺激する。交感神経は脊髄を通って副腎髄質を刺激してエピネフリンやノルエピネフリンの分泌を促す。これらのホルモンはストレスに対抗して生体の活動を活発にするのである。また免疫系にも影響を与える。しかし一方で持続するストレスによるこれらの分泌は生体に被害をもたらすことにもなる（図2-8）。

1. 心臓血管系……困難な仕事によるストレス，そしてストレスに対して反応しやすい人は高血圧になりやすい。これは心臓血管系の疾病に結びつきやすくなる。ストレスが高いと血小板が凝縮しやすくなり，あるいはコレステロールが高くなる。これらの条件は動脈硬化を起こし，血管を狭くして，その結果脳血栓を起こしたりする。

2. 内分泌系……強いストレスによる高いレベルのホルモンは不規則な心拍を起こし，極端な場合は突然死をもたらすこともある。また慢性的に高いカテコールアミンとコルチコステロイドはアテローム性動脈硬化を生ずる。

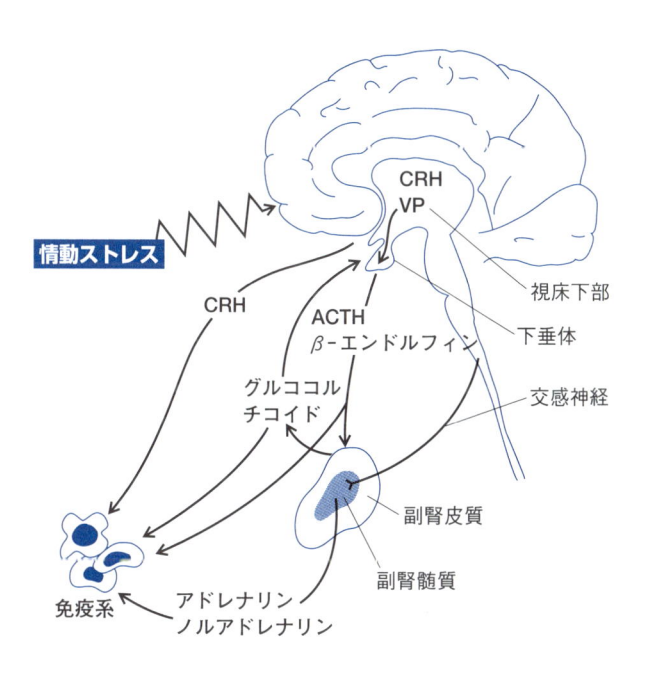

図 2-8 情動ストレスと脳・内分泌・免疫連関 (神庭, 1999)

3. 免疫系……内分泌の変化は免疫系に影響を及ぼす。コチゾールとエピネフリン（アドレナリン）の増大は，T細胞やB細胞の活動を低下させ，リンパ球の活動も低下させる。このことは感染症にかかりやすいことになる。発ガン物質によるDNAの突然変異に対して，免疫細胞や酵素が発ガン物質を破壊したり，修復したりするが，高いストレスは酵素の生産を阻害して，こわれたDNAの修復を低下させる。

心身症

健康心理学が始まる以前から，医学の分野では心理的社会的な要因が関与した身体的な疾病があることが指摘されていた。日本心身医学会では，心身症を次のように定義している。「身体疾患の中で，その発症や経過に心理社会的要因が密接に関与し，器質的ないし機能的障害が認められる病態」としている。ただし神経症やうつ病など他の精神障害に伴う身体障害は除外される。したがって心身症の診断は症状の発現に自律神経系，内分泌系，免疫系が関与していること，心理社会的要因と身体障害との間に時間的関連（因果関係）が認められること，かつ神経症やうつ病による身体疾患ではないことによって決められる。

人間は精神・社会・身体的存在であるから，すべての疾病は心身症であると言えなくはないが，とくに表2-6のような疾患は心身症の代表的な例とされている。

表 2-6 代表的な心身症の例(成田, 1993)

1. **循環器系**：本態性高血圧症，起立性調節障害，心臓神経症，一部の不整脈　ほか
2. **呼吸器系**：気管支喘息，過換気症候群，神経性咳嗽　ほか
3. **消化器系**：消化性潰瘍，潰瘍性大腸炎，過敏性大腸症候群，神経性食思不振症，過食症，心因性嘔吐症，腹部緊満症，空気嚥下症，慢性肝炎　ほか
4. **内分泌代謝系**：甲状腺機能亢進症，肥満症，糖尿病　ほか
5. **神経系**：片頭痛，緊張性頭痛，自律神経失調症　ほか
6. **泌尿器系**：夜尿症，過敏性膀胱，インポテンツ　ほか
7. **骨筋肉系**：慢性間節リウマチ，痙性斜頸，書痙，チック　ほか
8. **皮膚系**：慢性蕁麻疹，円形脱毛症，抜毛症，皮膚掻痒症，湿疹　ほか
9. **耳鼻咽喉科領域**：メニエール症候群，咽喉頭異常感症，耳鳴り，嗄声，失声，乗り物酔い　ほか
10. **眼科領域**：緑内障，眼精疲労，心因性視力障害，眼瞼痙攣　ほか
11. **産婦人科領域**：月経困難症，月経異常，更年期障害，不感症，不妊症　ほか
12. **小児科領域**：起立性調整障害，夜驚症，心因性発熱，再発性腹痛　ほか
13. **手術後の状態**：腸管癒着症，ダンピング症候群，ポリサージャリー　ほか
14. **口腔領域**：特発性舌痛症，義歯神経症，口臭症　ほか

参考図書

ラザルス,R. S.・フォルクマン,S. 本明 寛・春木 豊・織田正美
　（監訳）(1991).ストレスの心理学——認知的評価と対処の研究
　—— 実務教育出版

　ストレスについての古典的な本。ストレスに関するラザルスの理論書。

ラザルス,R. S. 本明 寛（監訳）(2004).ストレスと情動の心理
　学——ナラティブ研究の視点から—— 実務教育出版

　ラザルスの最後の本。彼の研究の蘊蓄が語られている。

フリードマン,M. 本明 寛・佐々木雄二・野口京子（訳）(2001).
　タイプA行動の診断と治療 金子書房

　ストレスとパーソナリティに関する古典的な本。

田中正敏（1987).ストレス——そのとき脳は？—— 講談社

　数少ないストレスと脳生理学に関する概説書。

ライフスタイルと健康増進

　「健康であること」は，現代社会において価値あることとされ，健康志向的な人々が増加している。運動にはげみ，健康的な食事をとり，衛生管理に気を配る健康志向的な人々は，現代の先進諸国に特有というわけではない。感染症が広がった1800年代半ばから，その予防対策としてライフスタイルの改善が推奨されていた。本章ではライフスタイルと健康増進の概念について，理論と教育の観点から論じることとする。

3-1　健康増進とは

 心身の健康を維持増進し，病気の予防や回復のための個人の行動を健康行動と言う。健康行動は，病気の兆候に気づき，治癒をめざす病気対処行動と，病気兆候とは直接関係なく，人々がより健康な状態の維持強化をめざす健康増進行動に分類される。

3-2　健康増進上の問題

 健康増進行動を促進するライフスタイルの形成には，個人内・個人間の要因が関与する。

 個人内要因のうち，身体的素因・加齢などの個人的特性は健康増進行動に影響する。また，不健康行動の魅力，習慣化による修正の困難さ，態度や信念の影響，必要性の認識などの個人内要因が問題として挙げられる。これらの個人内要因を打破し，健康増進行動への動機づけを高めるには，健康行動の意義や，行動変容のための知識やスキルを獲得するとともに，変容を可能にする自分自身の能力についてのセルフ・エフィカシー（self efficacy；自己効力感）が必要である。

 個人間要因には，個人をとりまく家族や友人や仲間が，行動モデルとしての役割を果たすことや，ライフスタイルを改善し行動変容するために必要な協力とサポートを提供することが含まれる。家族や仲間の協力やサポートなしに，行動変容を意図して一人だけ異なる行動パターンを取ることは大きな葛藤をもたらし，行動の継続に支障が生じやすい。

 社会的要因のうち，社会経済状態や就労状況などの環境要因は健康増進行動の促進に影響する。地域の自治体や保健施設および事業者は，健康増進のための環境調整や情報提供の役割を担うが，

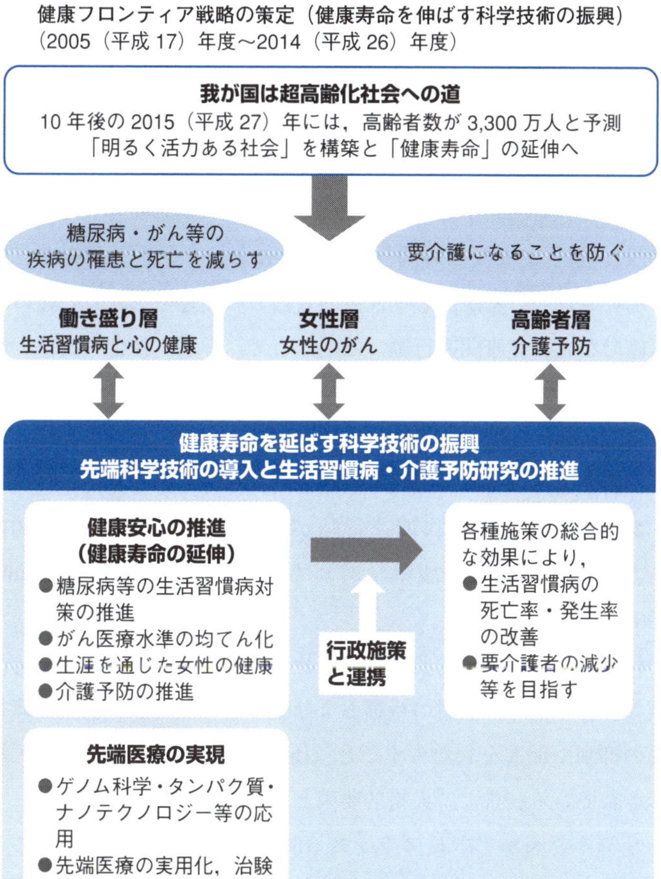

3-2 健康増進上の問題

健康フロンティア戦略の策定（健康寿命を伸ばす科学技術の振興）
（2005（平成17）年度～2014（平成26）年度）

我が国は超高齢化社会への道
10年後の2015（平成27）年には，高齢者数が3,300万人と予測
「明るく活力ある社会」を構築と「健康寿命」の延伸へ

- 糖尿病・がん等の疾病の罹患と死亡を減らす
- 要介護になることを防ぐ

働き盛り層	女性層	高齢者層
生活習慣病と心の健康	女性のがん	介護予防

健康寿命を延ばす科学技術の振興
先端科学技術の導入と生活習慣病・介護予防研究の推進

健康安心の推進（健康寿命の延伸）
- 糖尿病等の生活習慣病対策の推進
- がん医療水準の均てん化
- 生涯を通じた女性の健康
- 介護予防の推進

行政施策と連携

各種施策の総合的な効果により，
- 生活習慣病の死亡率・発生率の改善
- 要介護者の減少等を目指す

先端医療の実現
- ゲノム科学・タンパク質・ナノテクノロジー等の応用
- 先端医療の実用化，治験環境の整備の推進

図 3-1　わが国における健康増進の展望
（厚生労働省「平成18年版厚生労働白書」）

健康支援の優先順位や適正な予算配分は課題と言える（図3-1）。

3-3　健康関連行動の決定要因

　新聞・雑誌・テレビといったマスメディアを通じて，禁煙，適正な飲酒，バランスの良い食事，運動習慣などの健康的なライフスタイルの情報は，日常生活の中で増加しており，多くの人に理解されている。しかし実践には結びつき難い場合が多い（図3-2参照）。遺伝的な要因の関与も，飲酒における双生児研究などから示唆されているが，心理社会的要因との関連や影響力の違いは明確でない。**健康関連行動**には主として，学習，社会・人格・情動的要因，知覚・認知要因および健康信念が関与すると想定される（Sarafino, 2002）。

　学習要因としては，強化・制限・罰などの対応によるオペラント条件づけにより健康関連行動が学習される（Sarafino, 2001）。また，モデリング（観察学習）も行動変容を促す（Bandura, 1965）（図3-3）。

　社会・人格・情動的要因のうち社会的要因としては，社会的規範の影響の他に，他者の行動および励ましや援助が，健康関連行動の抑制や促進をもたらすこと（Burg & Seeman, 1994など）が示されている。また，人格的要因としては，慎重さなどのパーソナリティ要因がアドヒアランス（5章p.134参照）を高めること（Christensen & Smith, 1995など）が一例となる。そして情動的要因としては，過度のストレッサーによって生じる感情状態が，喫煙や飲酒などの健康的でない行動を引き起こすことや，緊張，不安，抑うつにより，健康関連行動は阻害されることが示唆されている。

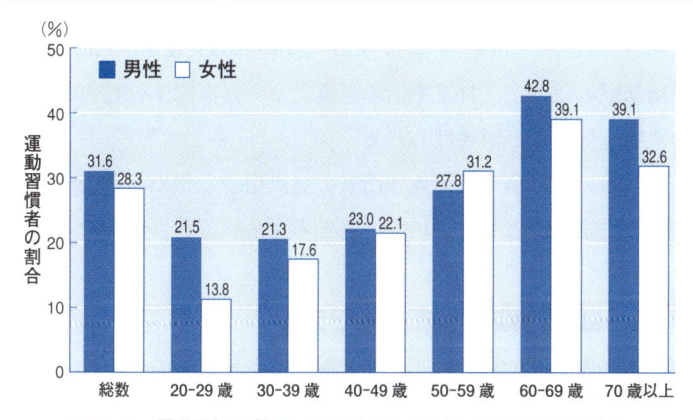

図3-2 運動習慣の状況（厚生労働省「平成14年国民栄養調査」）

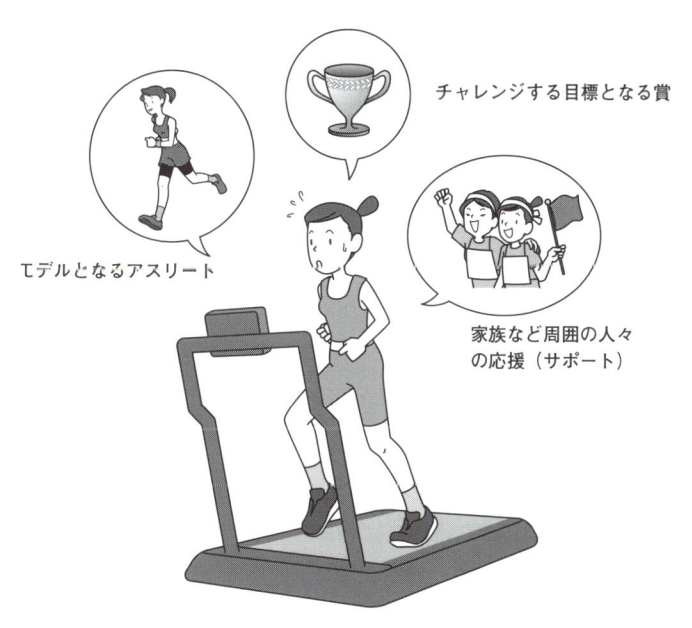

図3-3 運動行動を持続させる要因の例

- モデルとなるアスリート
- チャレンジする目標となる賞
- 家族など周囲の人々の応援（サポート）

知覚・認知要因としては，症状の知覚が医療施設への受診をもたらすことからもわかるように（Rosenstock & Kirscht, 1979），健康状態の認知が，日常生活の見直しや，健康関連行動の実施への決断を促すことが挙げられる。

これらの他に個人や健康専門家の健康信念などの諸要因が健康関連の決定要因として働いていると考えられる。

3-4 健康行動を形成するモデル

健康への態度や意志決定過程を説明する主な理論は，社会的認知アプローチ，信念を基盤としたアプローチ，態度を基盤としたアプローチに大別される。

社会的認知アプローチ

社会的認知アプローチは，社会的認知理論（SCT；表3-1）に代表されるように，個人と行動と環境との相互作用を重視する（図3-4）。また，ローカス・オブ・コントロール（Rotter, 1966），自己調整理論（Becker, 1990），帰属理論（Lewis & Daltroy, 1990），社会的影響理論（Perry & Kelder, 1992）などの理論も健康行動形成の教育に用いられている。社会的認知を重視した理論には下記のモデルが含まれる。

1. ヘルス・ローカス・オブ・コントロール（Health Locus of Control；HLC）

ヘルス・ローカス・オブ・コントロール（HLC）（Wallston et al., 1978）は，主観的健康統制感に焦点を当てている。病気や健康に関する帰属傾向を，自分自身・他者・偶然の要因から検討する。堀毛（1991）は記述データから日本人特有の帰属傾向を把握し，帰属因を，自分自身，家族，専門職，偶然，超自然の5要因

表3-1 社会的認知理論の主要な概念と定義

概念	定義
環境	個人にとって物理的に外的な要因
状況	個人の環境に対する認識
行動的能力	ある行動を実施する知識とスキル
期待	行動の結果予期
誘因	個人がある結果に置く価値
自己統制	目標志向行動や実行の個人的調整
モデリング	行動が他者の観察や模倣によって学習されるプロセス
観察学習	他者の行動の結果や活動を見ることによる生じる行動習得
強化子	行動の再起の可能性を増加・減少させる行動の反応
自己効力感	特定の行動を実施する個人の自信
情緒的コーピング反応	情緒的刺激に対応するために使用される方略
互恵的決定権	行動が実施される環境や行動や人のダイナミックな相互作用

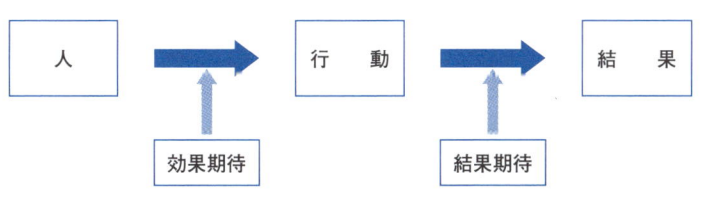

人 → 行動 → 結果

効果期待　結果期待

図3-4 社会的学習理論 (Bandura, 1977)

で検討している。内的な帰属の健康との関連が示唆されている。

信念を基盤としたアプローチ

1. 健康信念モデル（Health Belief Model；HBM）

健康信念モデル（HBM）は，ローゼンストック（1966）が予防接種の受診行動の分析などに基づいて理論を構築し，ベッカーとメインマン（1975）による改訂が加えられた（図3-5）。このモデルは健康行動の説明モデルとしてよく知られている。健康行動を実践する可能性は，病気の恐れと健康行動によって生じる結果評価によるとされている。健康行動のリスクは予防行動の障壁の認知であり，障壁を乗り越えて行動する利益の認知が，行動を起こさせる。これらの認知要因は，性・年齢や，家族・職業・学歴・パーソナリティなどの心理社会的変数に影響を受け，行動のてがかりとしてマスメディア，家族など身近な人の病気，医療者の忠告などの影響を受ける。

HBMによれば，価値が認められれば，第1次予防では症状の特徴を伝え，第2次予防では病気役割行動によって症状を自覚して医療機関の受診などの具体的な行動をとり，第3次予防では，症状の改善のために指示されたリハビリテーションを行う。しかしHBMは，健康行動の維持や習慣化に結びつき難く，継続のためには健康のためのケアと利益，コストをつねに意識するよう働きかける必要がある。モデルの有効性は健康診断や予防接種などの単発的な健康行動に限定されると考えられる。また意思決定の重要要因と仮定された病気リスクの評価は必ずしも合理的に行われず，健康行動に影響するとは限らないなど，仮説との不一致も指摘されている（藤内・畑，1994；小玉，2002など）。

2. 予防動機づけ理論（Protective Motivation Theory；PMT）

3-4 健康行動を形成するモデル

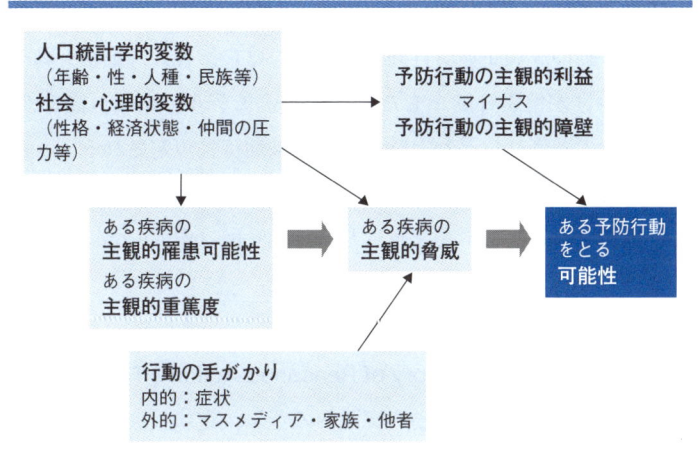

図 3-5 健康信念モデル（HBM）(Rosenstock, 1974)

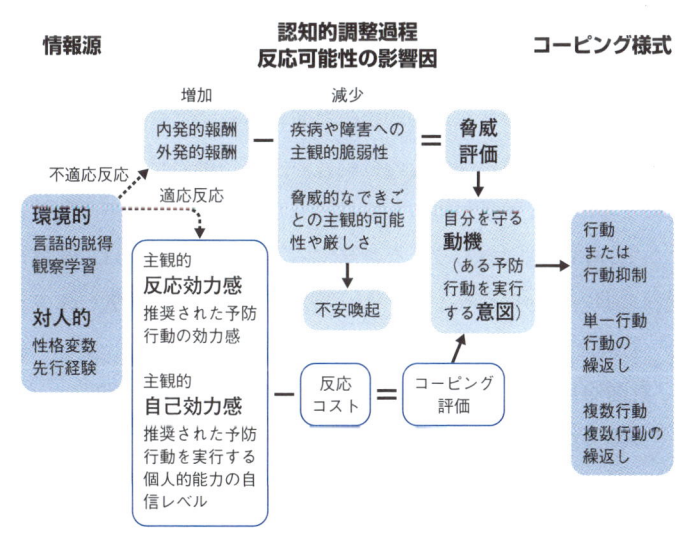

図 3-6 予防動機づけ理論（PMT）(Rogers, 1975 ; Rogers, 1983 ; Maddux & Rogers, 1983)

予防動機づけ理論（PMT）(Rogers, 1983) は，病気への脅威と対処行動の評価が健康行動への動機づけに影響し，健康行動への動機づけが健康行動をもたらすとするモデルである（図3-6）。対処行動の評価は自己効力感および結果期待に規定される。さらに，自己効力感と結果期待は健康維持に適切あるいは不適切な行動を選択する意図に影響を及ぼし，行動意図は個人の健康への動機づけに大きく影響される。

態度を基盤としたアプローチ

1. 合理的行為理論（Theory of Reasoned Action；TRA）

態度モデルは，健康行動の実践への意思決定に社会的期待の認知を含む理論である。合理的行為理論（TRA）(Ajzen & Fishbein, 1980) では，社会的に妥当な活動は意志コントロールに基づくという仮定のもとに，行動の唯一の決定因は，行動を実施する意図であると考える。意図は，特定の行動を実施することに対する個人的な態度と，主観的規範に規定されると考えられている。行動に関する態度とは，その行動に対する情動の尺度であり，健康になることで満足が得られる見通しがあるか，といった判断によって行動を選択することを意味する。主観的規範とは，家族が運動を進めるから行うというような，社会的基準や影響にふさわしい行動を選択することを意味する（図3-7）。

2. 計画的行動理論（Theory of Planned Behavior；TPB）

計画的行動理論（TPB）(Ajzen & Madden, 1986) は，自動的に行われる無自覚な行動の意志の決定についても説明できるように，TRAのモデルに主観的行動統制を加えた（図3-8）。主観的行動統制は，行動への成功期待に関与する内的統制要因と外的統制要因についての考慮である。

3-4 健康行動を形成するモデル

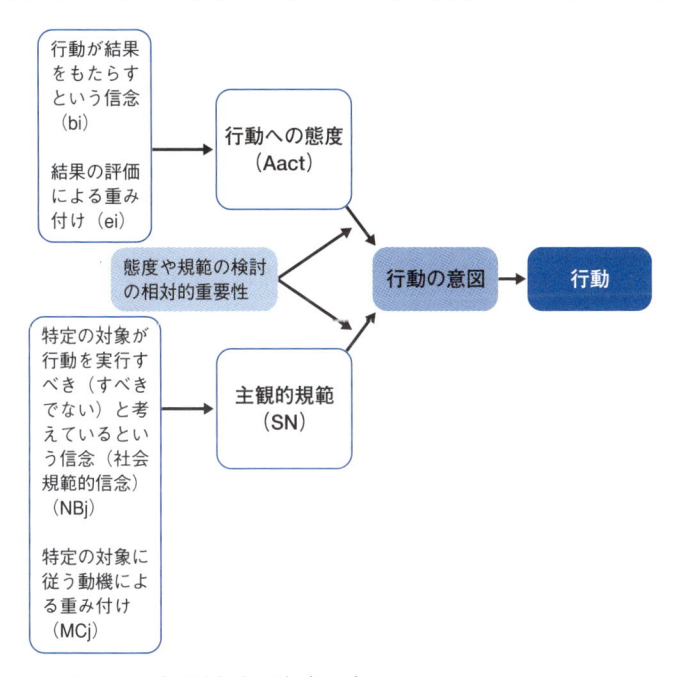

図3-7 合理的行為理論（TRA） (Ajzen & Fishbein, 1980)

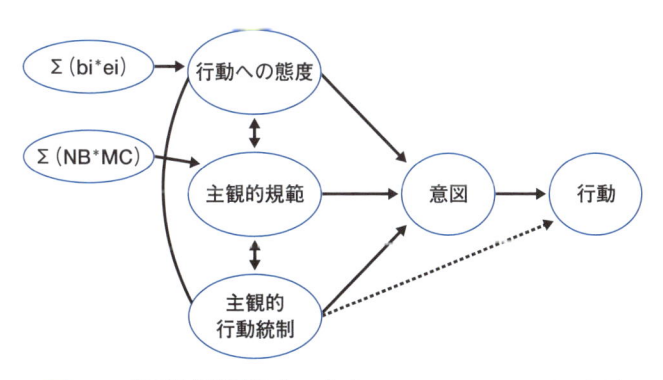

図3-8 計画的行動理論（TPB） (Ajzen & Madden, 1986より)

3. 対人行動理論（Theory of Interpersonal Behavior；TIB）

対人行動理論（TIB）（Triandis, 1977）は，態度モデルの一種であるが，習慣や過去の行動および個人的な規範の影響が含まれる（図3-9）。個人的な規範は，特定の行動をとるべきかどうかに関する対象者の個人的な感情とされている。

これらの態度モデルでは，歯磨きのように習慣化した健康行動や，ダイエット・性行動など情動的要因による影響が大きい行為，あるいは徐々に変容し，長期に継続される時間的要因が含まれる健康行動を説明することが難しいという問題点が指摘されている。

4. 健康行為過程アプローチ（Health Action Process Approach；HAPA）

シュウォルツァー（1992）の**健康行為過程アプローチ（HAPA）**（図3-10）は，自己効力感を重視している。行動の意図に基づいて行動計画が立てられ行動を開始し維持するプロセスにおいて，自己効力感が過程全体に影響する。

5. 通理論モデル（Transtheoretical Model；TTM）

健康行動変容の段階的展開を説明する**通理論モデル（TTM）**（図3-11）は，包括的なモデルであり，4つの構成概念が含まれる（Prochaska et al., 1992）。構成概念とされる行動変容の10プロセス，意志のバランス，セルフエフィカシーが働きかけあって行動変容の5段階を推進する。行動変容は対象者のレディネスにより，前熟考期（リスク認知や行動変容の必要性の認識をもたず，6カ月以内に行動変容の意図がない時期），熟考期（6カ月以内に行動を変容させる意図が芽生える時期），準備期（1カ月以内に行動変容のために何かを行う意図を持ち，その方略を考え始める），実行期（行動変容の努力を始めてから6カ月以内で効果を

3-4 健康行動を形成するモデル

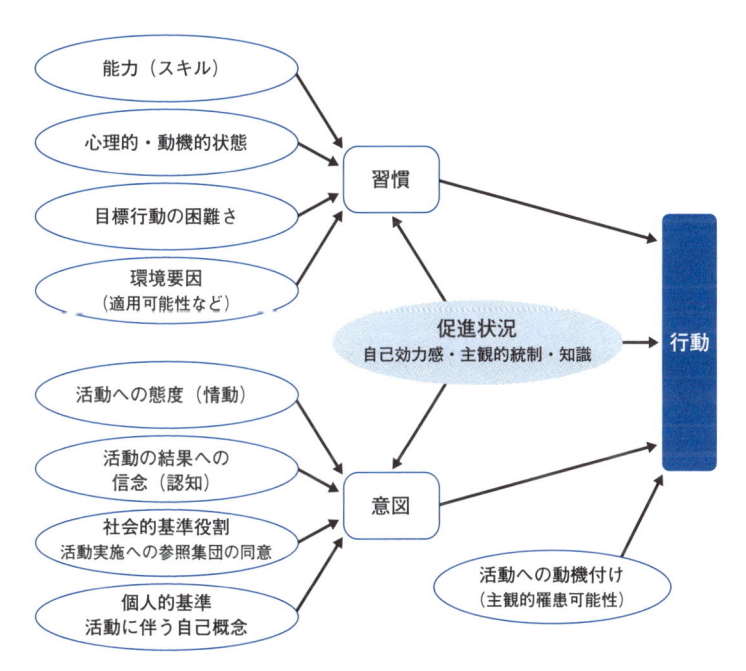

図 3-9 **対人行動理論（TIB）**（Triandis, 1977 ; Siebold & Roper, 1979 ; Godin & Shepard, 1990）

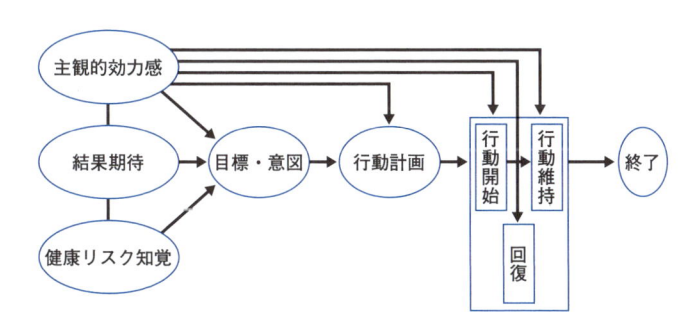

図 3-10 **健康行為過程アプローチ（HAPA）**（Schwarzer, 1992）

実感し難く，前段階に戻る危険が高い），維持期（6カ月以上の長期間健康的な行動を維持し，効果を感じ始める時期であるがこの時期は個人差が大きい）の5つのステージに分類される。行動変容に向けて働きかけるとき，対象者の意図の程度を把握し，その段階を考慮して働きかけを行うことをめざすものである。開発当初は禁煙行動の促進が目標とされたが，運動，減量，食行動など応用範囲を拡大している（竹中，2004など）。

このように多様なモデルが提唱されているが，いずれもすべての健康行動を適切に説明できるモデルとは言い難いと考えられている。

3-5 発達と健康関連行動

健康に影響を与える生物学的，心理学的，社会学的要因は生涯同一ではない。発達に伴い，健康リスクやニーズは異なる。発達段階や性および社会文化的要因を考慮した健康的なライフスタイルの形成や健康支援が必要である。

妊娠期から乳幼児期

発達初期の健康習慣の形成は，各個人のその後の健康なライフスタイルの基礎になると考えられており，健康教育の重要な課題である。行動の意志決定は養育者にゆだねられており，健康管理の責任は，主たる養育者である親の役割と言える。

ブレスロウとソマーズ（1977）ではこの時期の予防目標として，①妊婦が健康で満期の妊娠期間を送り，正常分娩後に速やかな回復をすること（図3-12参照），②父母が乳幼児の身体的，情緒的，社会的欲求を充足させる知識と能力を持つための支援をすること，

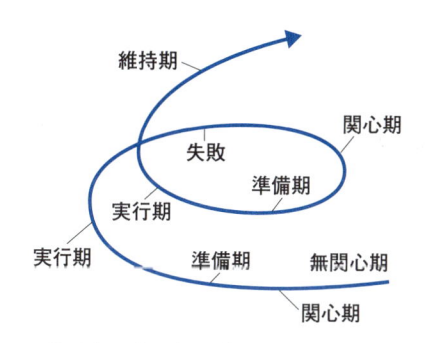

3-5 発達と健康関連行動

図 3-11　通理論モデル（TTM）(Prochaska et al., 1992)

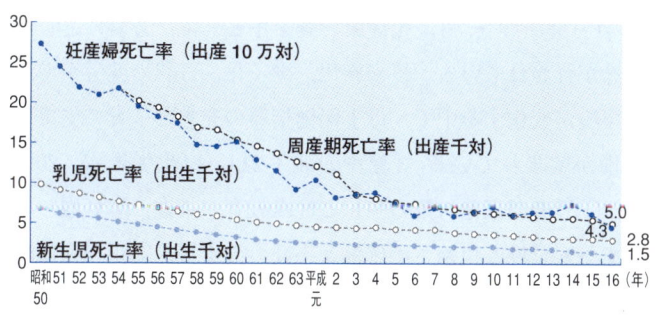

図 3-12　母子保健関係指標の推移（内閣府「男女共同参画白書平成18年版」, 2006）
　母子保健関係の主要な指標は、いずれも低下傾向を示している。

（備考）1. 厚生労働省「人口動態統計」より作成。
　　　　2. 妊産婦死亡率における出産は、出生数に死産数（妊娠満12週以後）を加えたものである。
　　　　3. 周産期死亡率における出産は、出生数に妊娠満22週以後の死産数を加えたものである。

④特定の伝染病に対する免疫を高めること,などを挙げている。胎児の健全な発達のために,母親は栄養管理,感染症予防,薬物や酒,タバコを摂取しないことを配慮する必要がある。また,エリクソンによる個体発達分化に関する図式（Erikson, 1950）では,**基本的信頼感の確立**がこの時期の重要な課題となっている。養育者のタイミングの良い応答が健全な発達に必要とされている。養育者自身の精神的安定をもたらすサポートも検討すべき点である。

わが国では妊娠,出産,育児に関する保健指導は主として市町村で行われており,妊娠の届出を受けて交付される母子健康手帳が,妊娠期から育児期にかけての健康情報の提供や健康記録として役立てられている。母子保健施策としては,妊産婦健康診査,1歳6カ月健康診査,3歳児健康診査を主として,必要に応じた保健指導が行われている。核家族化,少子化,母親の就労が増加し,育児環境が変化する中で,母子保健指導の充実と子育て支援体制の整備が望まれている。「健やか親子21」（厚生労働省, 2006a）では,①思春期保健対策の強化と健康教育の推進,②妊娠・出産に関する安全性と快適さの確保と不妊への支援,③小児保健医療水準を維持・向上させるための環境整備,④子どもの心の安らかな発達の促進と育児不安の軽減,が課題として挙げられ,改善のための目標が設定されている（**表3-2**）。

不慮の事故は4歳以下の小児期において死因順位の第1位にあり,全死因に対する割合も高い。死亡率を低下させ,健康を確保するために,事故防止は養育上の重要な課題と言える（厚生労働省, 2004a, 2006b）。

また,幼児期は基本的生活習慣の自立が発達課題であるが,し

3-5 発達と健康関連行動

表3-2 「健やか親子21」の推進状況（厚生労働省，2006a）

課題	指標	目標
思春期の保健対策の強化と健康教育の推進	10代の自殺率 10代の人工妊娠中絶実施率 10代の性感染症罹患率	減少傾向へ 減少傾向へ 減少傾向へ
妊娠・出産に関する安全性と快適さの確保と不妊への支援	妊産婦死亡率 周産期医療ネットワークの整備 産婦人科医・助産師の数	半減 平成19年度までに全都道府県 増加傾向
小児保健医療水準を維持・向上させるための環境整備	全出生数中の極低出生体重児の割合 全出生数中の低出生体重児の割合 不慮の事故死亡率 妊娠中の喫煙率，育児期間中の両親の自宅での喫煙率	減少傾向へ 減少傾向へ 半減 なくす
子どもの心の安らかな発達の促進と育児不安の軽減	虐待による死亡数 法に基づき児童相談所等に報告があった被虐待児数 出産後1か月時の母乳育児の割合 育児不安・虐待親のグループの活動の支援を実施している保健所の割合	減少傾向へ 増加を経て減少へ 増加傾向へ 100％
中間評価・見直しで追加された新たな指標	う歯（虫歯）のない3歳児の割合 食育の取組を推進している地方公共団体の割合 生後4か月までに全乳児の状況把握に取り組んでいる市町村	80％以上 100％ 100％

(%)　　　　　　　　　　　　　　　　　　　　　　厚生労働白書（H15）より

　　　　　　　　　　　　　　　　　　　　　　　　…… 1980年
　　　　　　　　　　　　　　　　　　　　　　　　── 1990年
　　　　　　　　　　　　　　　　　　　　　　　　── 2000年

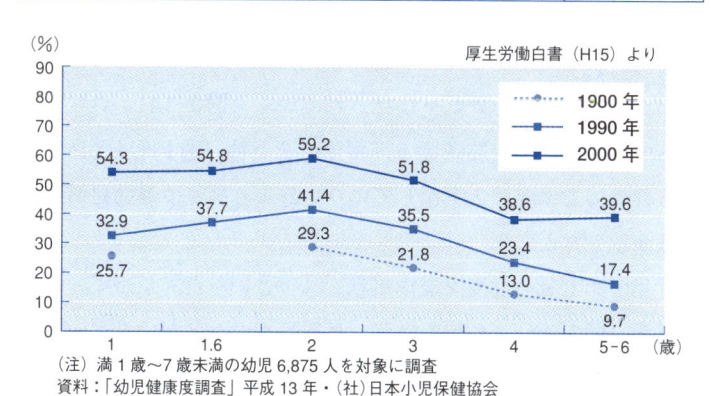

歳	1	1.6	2	3	4	5-6
2000年	54.3	54.8	59.2	51.8	38.6	39.6
1990年	32.9	37.7	41.4	35.5	23.4	17.4
1980年	25.7		29.3	21.8	13.0	9.7

（注）満1歳～7歳未満の幼児6,875人を対象に調査
資料：「幼児健康度調査」平成13年・（社）日本小児保健協会
1980年については1.6歳の調査は行っていない。

図3-13　午後10時以降に就寝する割合

（文部科学省「新家庭教育手帳」，2006dより）

つけの一環としての，睡眠，食生活習慣，歯磨き，排泄の自律と規則正しい生活のリズムなど，**健康な生活習慣の確立**をめざす健康教育の意義は大きい。しかし現状では遅寝遅起きの夜型生活が進行し，睡眠時間の不足が示されている（図3-13）。また，テレビの視聴時間も長いことが示されている。甘いおやつの摂取などの問題も指摘されており，幼児期における健康的とは言えない生活習慣により，生活習慣病予備軍の増加をもたらすことが危惧されている。健全な規則正しい生活リズムの形成を促進する健康教育の必要性が示唆されていると言える。

児童期から青年期

児童期は生涯でもっとも健康な時期と言われている。文部科学省による「平成17年度体力・運動能力調査報告書」によれば（文部科学省，2006b）男女とも6歳から加齢に伴い体力水準は向上傾向を示し，男子では青少年期（12〜19歳）の後半，女子では青少年期の前半にピークに達し，その後数年間体力水準を保持する傾向が示されている。しかし，年次推移を見るとほとんどの測定項目において体力の低下が見られている（図3-14）。男女ともすべての年代において運動・スポーツを実施（週1日以上）している群の体力水準は，実施していない群より高く，運動習慣の重要性が示された。

近年，アトピー性皮膚炎や喘息，鼻炎といったアレルギー体質や肥満（図3-15），長時間のテレビ視聴やコンピュータゲームによる視力低下，頭痛・腹痛・疲労の訴えに見られる心身症的傾向，慢性的な小児生活習慣病など，児童をめぐる健康問題が大きく変化している。文部科学省が行った「児童生徒の心の健康と生活習慣に関する調査報告書」（文部科学省，2001）によれば，自己効

3-5 発達と健康関連行動

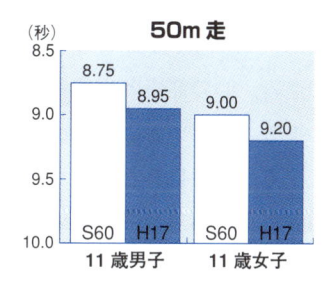

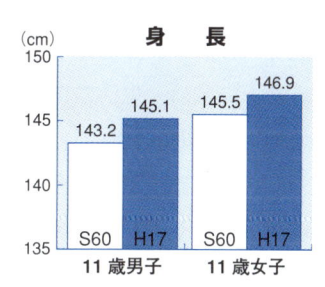

図 3-14　20 年前との基礎的運動能力および体格の比較（11 歳）
（文部科学省「平成 17 年度体力・運動能力調査報告書」, 2006b）

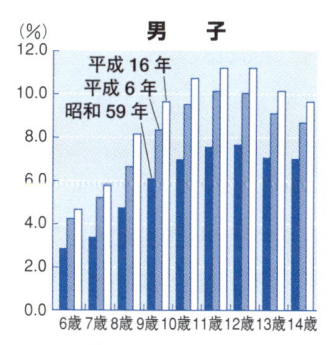

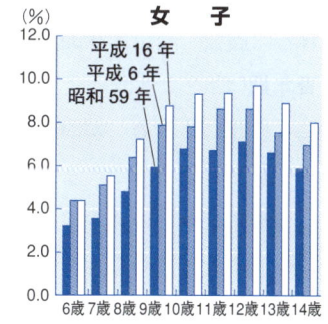

50m走（秒）
- 11歳男子：S60 8.75、H17 8.95
- 11歳女子：S60 9.00、H17 9.20

身長（cm）
- 11歳男子：S60 143.2、H17 145.1
- 11歳女子：S60 145.5、H17 146.9

（注）「肥満傾向児」とは、性別・年齢別に身長別平均体重を求め、その平均体重の120％以上の者である。
（資料）「学校保健統計調査報告書」

図 3-15　アレルギー，喘息，肥満の児童・生徒の割合の推移
（文部科学省「データからみる日本の教育」, 2006c より）

力感,不安傾向,行動,身体的訴えなどにおいて問題を持つ心の健康度が低い者は,朝食の摂取や睡眠状況,家族との交流などの生活習慣に問題がみられ,心の健康と生活習慣との相互関連性が示唆された。この関連は中学・高校生において小学生より明確であった。これは,生活の自己管理が進み,心の健康と生活習慣の相互関連性が顕在化していくためと推測されている。規則正しい生活リズムの確立や生活習慣の相互関連性に着目した広がりを持つ改善方策,サポートシステムの形成につながる生活習慣の充実が,課題として挙げられている。

また,不登校や暴力行為,いじめなどの児童生徒の問題行動等の状況(図3-16)については,各問題行動とも前年に比べて減少傾向を示すものの,件数は依然として多く,(文部科学省,2006)児童生徒の適応に向けた社会的スキルの育成が必要と考えられる(藤枝・相川,1999;金山ら,2004など)。

青年期は第2次性徴の発現により身体的な変化が大きく,心理的にも自我にめざめ,親からの自立をめざす過渡期で,心身ともに不安定な時期である。また,親や教師との間に葛藤が起きやすく,受験競争などのストレス負荷も加わり,喫煙,飲酒,薬物乱用,交通事故,危険な性行動(エイズ予防財団,2006)などの問題行動発生のリスクが高い。健康行動を自己決定するための判断力は育っているものの,仲間からの圧力などの影響が大きく,予防行動の発達上とくに危機的な時期と言える。WHOでは,これらの問題行動を予防するためのライフスキル教育を提唱している(WHO,2000)。

成人期から高齢期

成人期は社会の中核として責任ある役割を担うことが期待され

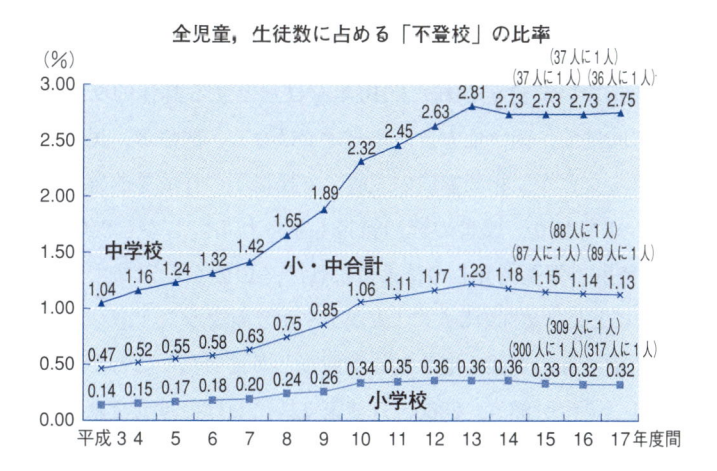

全児童，生徒数に占める「不登校」の比率

(%)
(37人に1人)
(37人に1人)(36人に1人)

中学校: 1.04, 1.16, 1.24, 1.32, 1.42, 1.65, 1.89, 2.32, 2.45, 2.63, 2.81, 2.73, 2.73, 2.73, 2.75

小・中合計: (88人に1人) (87人に1人)(89人に1人)
1.06, 1.11, 1.17, 1.23, 1.18, 1.15, 1.14, 1.13
0.47, 0.52, 0.55, 0.58, 0.63, 0.75, 0.85

小学校: (309人に1人) (300人に1人)(317人に1人)
0.14, 0.15, 0.17, 0.18, 0.20, 0.24, 0.26, 0.34, 0.35, 0.36, 0.36, 0.36, 0.33, 0.32, 0.32

平成3 4 5 6 7 8 9 10 11 12 13 14 15 16 17年度間

図3-16　**不登校児童・生徒の推移**（文部科学省「平成18年度学校基本調査速報」，2006a）

る充実した時期である。一般に，成人は若者と比較して，食事や健康診断などの健康への配慮をするようになると言われる。しかし就労環境におけるIT化や役割変化への適応，親子関係や老親の介護などの家族問題などにおいてストレス負荷が高く，精神的な過重負担や生活習慣病が健康問題となりやすい。壮年期には立場の変化に伴うアイデンティティの再構築も必要になり，中年期の危機への警鐘も鳴らされている（上里，2005など）。

生活習慣病予防については，「健康日本21」（厚生労働省，2000）において設定された2010年を目途とする具体的な目標の達成に向けて，国，地方自治体だけではなく，医療者，民間企業，マスコミなどが，相談窓口の設置，支援冊子の作成等改善の取組みを行っており，改善の経過報告も見られる。しかし2005年の「国民健康・栄養調査」の結果によれば，40歳から74歳で，男性の2人に1人，女性の5人に1人がメタボリックシンドローム（内臓脂肪症候群）が強く疑われる予備軍と考えられることが示されており（厚生労働省，2006c），健康支援における重要な課題と言える。

成人期における自殺率は高く（図3-17），仕事のストレスを感じている労働者は6割を超えており，多くの予備軍が背景にあると言える（図3-18）。精神障害による医療機関受診者は年間260万人以上おり，精神障害等の自殺の労災認定は年間40件を超えている（中央労働災害防止協会，2006）。総合的な自殺対策が必要とされる。労働安全衛生関係法令の改正で，長時間労働等について医師による面接が義務づけられ，メンタルヘルス面のチェックが行われることになり，衛生委員会の調査審議事項として，過重労働・メンタルヘルス対策に関することが定められた。近年就

3-5 発達と健康関連行動

男

女

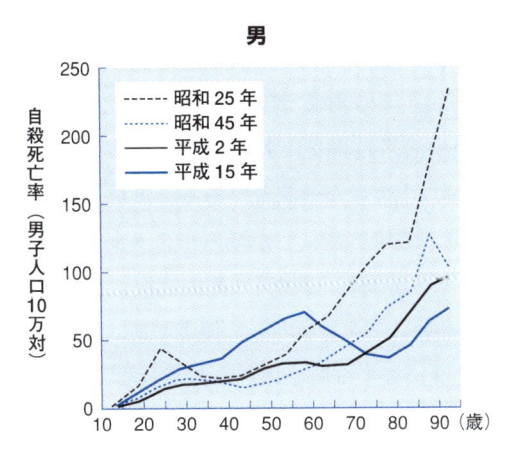

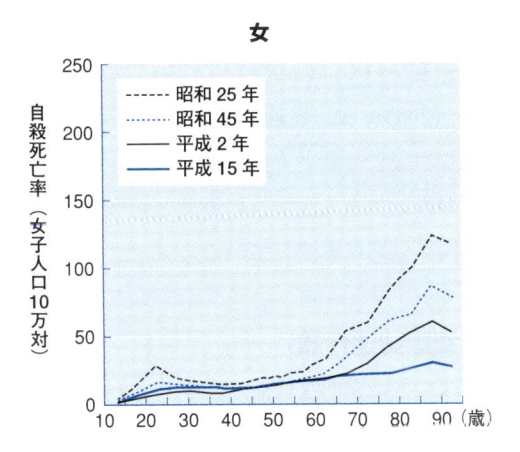

図 3-17　性・年齢（5歳階級）別自殺死亡率の年次比較
（厚生労働省「人口動態統計特殊報告」, 2004b）

労者支援のさまざまなEAP（Employee Assistance Program）が提供されるようになった。

高齢期になると加齢による身体的機能の低下に伴い，病気やけがなどの自覚症状のある者（有訴者）の比率が増加する。2004年の国民生活基礎調査によれば，65歳以上の約半数は有訴者であり，6割以上の者が通院者である。また，65歳以上では男女とも，「自分の健康・病気」が悩みやストレスの原因の1位を占めている（厚生労働省，2005）。健康状況についての不安要因を持つ傾向が高いことを背景として健康増進への関心は高い。また，栄養や食事に対する関心は，高齢者ほど高い（厚生労働省，2002）。運動習慣のある者の割合も，男女とも60歳代がもっとも多い（厚生労働省，2003）。

これらの生活習慣の改善や口腔の健康（8020運動）とともに，高齢期には，生きがいや，死の受容についての支援へのニーズが高い。日野原（2003）は，高齢化社会を見据え，2000年に75歳以上の高齢者を対象に「新老人の会」を発足し，生きがいとしての知恵・経験の還元や老人医学への貢献といった心理的活性化を目的として全国に支部を展開している。

3-6 性と健康関連行動

女性と男性は，生物学的な機能が異なり，心理社会的な役割期待にも差があることから，健康行動もその影響を受ける（図3-19）。しかし従来医療的な研究は，男性に発症率の高い疾病に着目する傾向が見られた。生理学的な指標の基準値なども男性を中心に検討されてきており，コレステロール値と死亡率の関係が男女で異なる研究結果も示されていることから，女性の健康指標の

3-6 性と健康関連行動

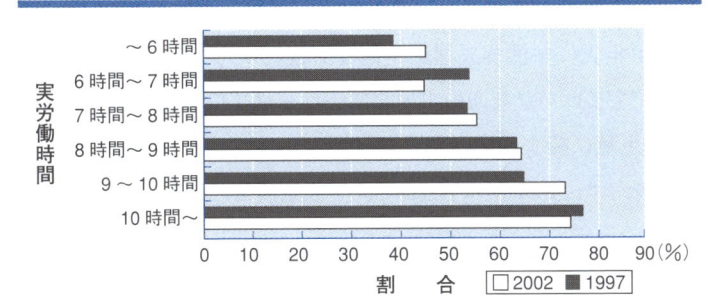

図 3-18 実労働時間と仕事や職業生活に関する強い不安，悩み，ストレスありとの関係（中央労働災害防止協会，2006より）

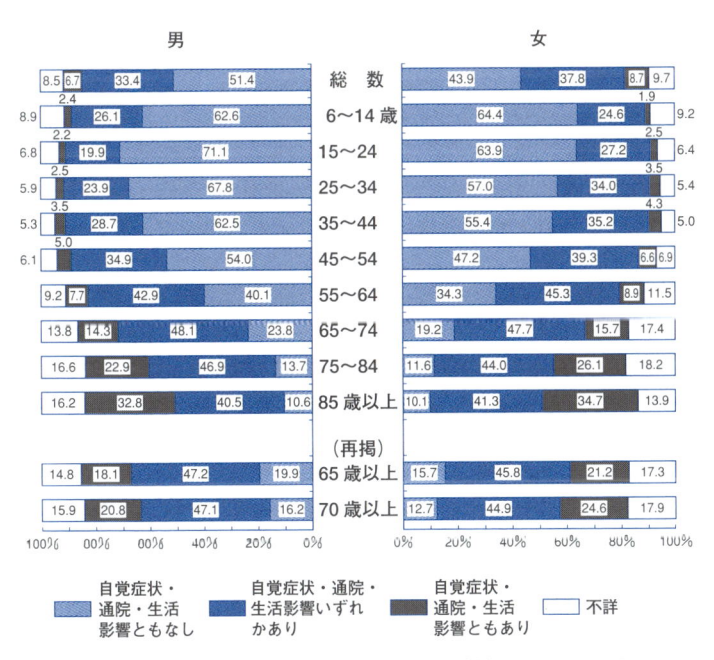

図 3-19 性・年齢階級別にみた健康状態の構成割合（厚生労働省「国民生活基礎調査の概況」，2004）

検討必要性も示唆されている（白崎，1997；佐久間，2004など）。

1960年代に女性解放運動や消費者運動から，女性の健康促進運動が生まれた。初期の主要な関心は，リプロダクティブヘルス（性と生殖に関する健康）であった。リプロダクティブヘルスという概念は，1990年にWHO（世界保健機関）によって提唱され，「生殖の過程に単に疾病や異常が存在しないというだけではなく，身体的・精神的および社会的に完全に良好な状態で遂行されること」と定義された。妊よう性の調節や抑制，完全な妊娠と出産，新生児の健全性，性感染症からの自由が基本的要素として含まれている。

女性が成熟期において周期性を有することは，妊娠・出産の問題のみではなく，健康上にさまざまな影響を与える。身体的症状の現れ方や反応は，黄体期と卵胞期では異なり，女性は黄体期には罹患率や死亡率が高いと言われる（松本，1999）。このことからも，女性特有の健康問題に焦点を当てる必要性があると言える。近年女性外来が開設され，女性のためのヘルスプロモーションの展開も見られるようになった。

一般的に女性の平均寿命は男性より平均4年長く，日本では約7年長い（厚生労働省，2005）。この理由として，ストレス下における血圧上昇などの反応は女性より男性に強く，それが心臓疾患を増加させる可能性，国や文化を超えて男性のほうが短命であることから生物学的に死亡率の違いがある可能性，行動的な要因から男子は女子より溺死や交通事故などのけがの確率が高く，青年期以降男性は女性より自動車事故によるけがが多い，男性は女性より喫煙や飲酒が多く，心疾患やガンなどをもたらす，男性の仕事や余暇などの活動は女性より健康を阻害することなどが可能

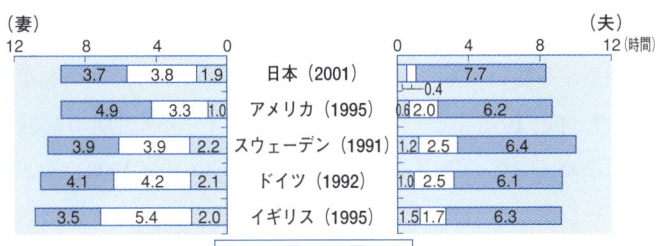

3-6 性と健康関連行動

(備考)
1. OECD「Employment outlook 2001」、総務省「社会生活基本調査」（平成13年）より作成。
2. 5歳未満（日本は6歳未満）の子供のいる夫妻の育児，家事労働及び稼得労働時間。
3. 妻はフルタイム就業者（日本は有業者）の値。夫は全体の平均値。
4. 「家事」は，日本以外については「Employment outlook 2001」における「その他の無償労働」。
5. 日本については「社会生活基本調査」における「家事」，「介護・看護」及び「買い物」の合計の値であり，日本以外の「仕事」は，「Employment outlook 2001」における「稼得労働」の値。

図 3-20 **育児期にある夫婦の育児，家事および仕事時間の各国比較**
(内閣府「男女共同参画白書平成18年版」, 2006)

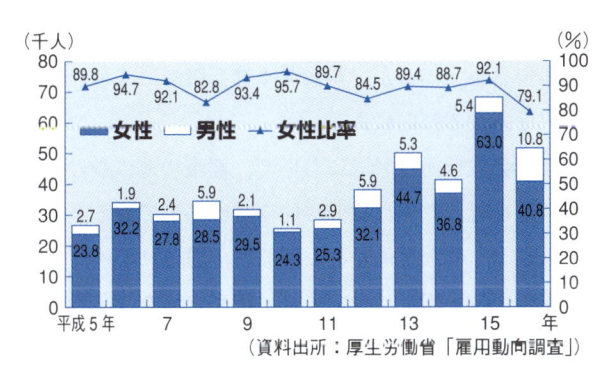

図 3-21 **「介護」を理由とする離職者数および女性割合の推移**
(厚生労働省「平成17年版 働く女性の実情」, 2006)

高齢化社会の中で介護は重要な課題となる。40代後半から60代前半の有業者の介護負担は大きく，介護を理由とする離職者は圧倒的に女性に多い。

性として想定されている。

また、医療サービスの利用におけるジェンダー差の研究は多く、妊娠や出産を除いても、女性は男性より、医療サービスの利用が多い（Taylor, 1995など）。その理由として、月経周期の経験が、身体的なサインへの気づきを高めること（Chrisler, 1996）や、ジェンダー役割の社会化によって、ケア役割を担うことを期待される場合が多く、自分や家族のための健康行動を積極的にとると想定される。

3-7 社会文化的要因と健康関連行動

健康志向性は、文化社会によって異なる。6歳以上の日本人の健康意識は、よい24.8％、まあよい16.5％、ふつう40.4％、あまりよくない10.4％、よくない1.5％、不詳6.4％（厚生労働省，2004）で80％以上の者は、おおむね健康と自覚している。アメリカでは良好と言えない健康状態であるのは10％以下（NCHS, 2006）と報告されているが、年齢群や社会階層、人種を限定すればこの比率はあがる傾向にある。

発展途上社会や低所得者層において、健康増進にむけた栄養管理や環境整備を行うためには経済的支援が必要であると言える。

鳥インフルエンザなど爆発的な感染が危惧される疾患への対応など、健康の保持・増進については、国や地域を超えた国際的な協力体制が必要とされる。

参考図書

松本清一(監修)(2004).月経らくらく講座——もっと上手に付き合い,素敵に生きるために—— 文光堂

　女性の健康を検討する上で重要な月経周期に関する詳細な情報が得られる。

日本健康心理学会(編)(2003).健康教育概論 実務教育出版

　教育的な介入を検討するための基礎が網羅されている。

平山　論・鈴木隆男(編著)(2003).ライフサイクルからみた発達の基礎 ミネルヴァ書房

　人間発達の基礎が示されている。

生活習慣と疾病予防 4

　健康のために運動を毎日やろう，バランスの取れた食事を規則正しくとろう，禁煙しようと決めたものの長続きしなかった経験をあなたも持っているかもしれない。なぜ続かなかったのかと理由を聞かれたら，あなたは何と答えるだろうか。試験があって時間がとれなかったからとか，母親がちゃんと食事を作ってくれなかったからなどと，いろいろな理由を挙げるかもしれない。

　生活習慣を変えることは容易ではない。健康行動の必要性を十分認識したとしても，長期的に行動できるためには，健康行動の必要性の認識だけでなく，行動する自信や行動することによる楽しみなど心理的要因の考慮が求められるゆえんがここにある。

　本章では，喫煙や過度な飲酒，食行動や運動などの生活習慣が疾病といかに関連するのか，これらの行動がどのくらい重要なのか，健康的な行動の妨げになる要因，健康的な行動を促進する要因，健康的な行動にむけた変容の方法について学習することにする。

4-1 生活習慣と健康についての研究

生活習慣と健康との関係についての研究の中でもっとも知られているのはベロックとブレスロウ（Belloc & Breslow, 1972）のアラメダ研究であろう。この研究ではカリフォルニア州アラメダ郡の住民6,928名を対象にした約10年間の追跡調査の結果，次のような7つの生活習慣が健康状態と深く関連していることが明らかになった。すなわち①毎日7～8時間の睡眠をとる，②喫煙をしない，③適度の飲酒あるいはまったく飲酒しない，④定期的に運動をする，⑤ほぼ毎日朝食を食べる，⑥間食はしない，⑦適正な体重を保つ，という習慣をもっている人ほど，慢性疾患にかかりにくく寿命が長いことがわかったのである。こういった研究によって，それまで加齢によって生じるので仕方ないと思われていた成人病の高血圧や脳血管障害などが，生活習慣による生活習慣病であると認識され，生活習慣の在り様が重要視されるようになったのである。

人々の生活習慣は，病気や怪我のリスクに大いに関係しており，「自分の生活習慣に無頓着でいることは，自殺行為である」とまで言われるようになった。現在の死亡原因となっている多くの疾病や日常生活に制限をもたらしやすい慢性疾患は，喫煙，アルコールの過剰摂取，高カロリー食嗜好，食べ過ぎによる肥満，運動をほとんどしないという悪い生活習慣に起因していることが指摘されている（表4-1）。

食生活にしても喫煙にしても，悪い生活習慣を取り続けることは，自分自身の健康を害するばかりでなく，自分の子どもたちにもその悪い習慣を受け継がせることになる（Sarafino, 2006）。

表 4-1　**不健康な生活習慣がたどる道**（高久ら，2004）

不健康な生活習慣の継続	未病期	生活習慣病の発症	生活習慣病の憎悪	活動低下・要介護状態	
塩分過剰	高血圧	高血圧症	脳梗塞	半身不随	痴呆・介護
			脳出血		
高脂肪	高脂血	高脂血症	心筋梗塞	活動低下	再発・介護
	脂肪肝	肝炎	肝硬変		
過栄養	肥満		神経障害	身体障害	
	高血糖	糖尿病	視力低下	失明	極端な活動制限
飲酒過剰	アルコール性肝炎		腎機能障害	人工透析	
	高尿酸血症	痛風			
運動不足					
喫煙	がん発生	がん形成	がん転移	身体障害	終末期の介護
カルシウム不足	骨量低下	骨粗症	骨折	活動低下	廃用性症候群

4-2 喫　　煙

　日本における喫煙率をみると，2002年に健康増進法が施行され，公共の場所などでの**喫煙**制限などの社会的政策や健康志向の高まりもあり，中高年の喫煙率は減少傾向にある。日本たばこ産業の喫煙者率実態調査を見ると，ここ10年間の男性の喫煙率は，わずずつではあるが減少傾向にある。女性の喫煙率はほぼ同じ水準を推移し減少していない。20代，30代の若い女性においてはむしろ増加傾向にあり，未成年者の喫煙とともに問題とされる（図4-1）。

喫煙の健康への影響

　タバコの煙には4,000種類以上の**化学物質**と200種類以上の**有害物質**が含まれ，そのうちの40種類以上に発ガン性があることがわかっている（図4-2）。中でもタール，ニコチン，一酸化炭素は3大有害物質と言われる。タールはベンツピレンなど，発ガン性物質を30種類も含んでおり，タールに含まれるフェノールは有害物質を肺に入り込みやすくさせる。ニコチンは依存性が強く，禁煙を困難にさせる。一酸化炭素は，酸素に比べて200倍も赤血球のヘモグロビンと結合しやすい性質を持っており，心臓への負担や，脳の働きの低下の原因になる。これ以外にも多くの有害物質が含まれ，シアン化水素（青酸ガス）は，青酸カリの一種の毒物で，とくに妊娠女性においては子宮内の胎児の発育が阻害され，低体重児出産や周産期死亡の危険が高くなる。カドミウムはイタイイタイ病の原因でもある発ガン性の物質で，一度体内に入るとなかなか排泄されない（岡部，2005）。

　喫煙者が非喫煙者と比べて，それぞれの病気で死亡する危険度の高さを示す相対危険度を見ると，ガンや動脈瘤で死亡する危険

4-2 喫 煙

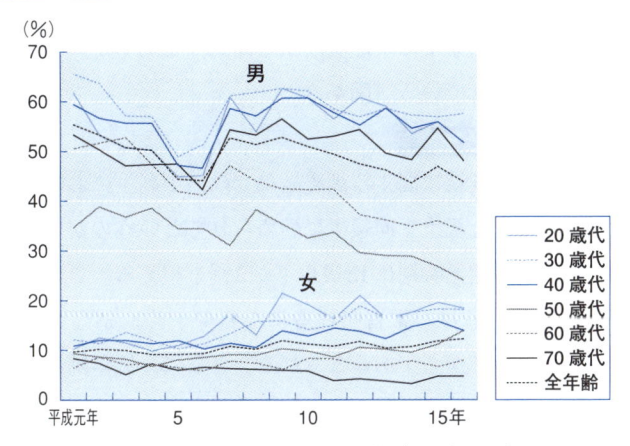

図 4-1 喫煙習慣者の年次推移（性・年齢別）
（厚生労働省「国民栄養調査」，2004）

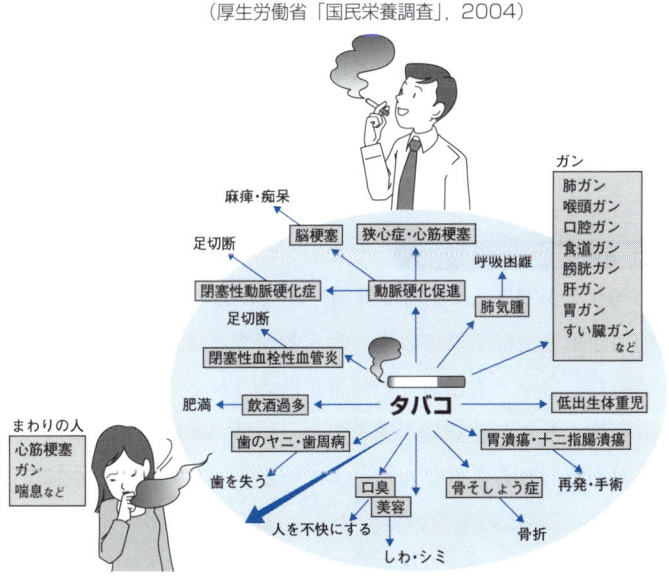

図 4-2 喫煙（主流煙・副流煙）によって引き起こされる健康障害
（江東区たばこの害に関するパンフレットより）

が高い。また喫煙することが、作業効率を上昇させるという錯覚をもつが、実験結果では喫煙直後から知的作業効率が著しく低下することが示されている（図4-3）。

喫煙行動の開始と継続

喫煙の開始と継続に関する調査結果では、中高生における喫煙のきっかけは、上級生や同級生に勧められてというのが男女ともにほぼ半数で、開始時期は13歳以下が3割を超える。このような低年齢喫煙開始者は、常習喫煙者になりやすく、禁煙をしない、禁煙しても失敗しがちであるとされる。さらに、低年齢者ほど喫煙により非常に短期間でニコチン依存状態にもなりやすいこともわかっている（高橋，2005）。喫煙は麻薬などに比べると禁断症状がひどくないため、薬物依存という認識が低いが、医学的には**ニコチン依存**という薬物依存なのである。そのため「いつでもやめることができる」という本人の認識とは異なり、禁煙はかなり難しく失敗しやすい。そのため喫煙を防止することがもっとも大切と言える（表4-2）。

防煙・禁煙のための対策

1970年のWHO（世界保健機関）総会において、喫煙による健康問題が取り上げられて以来、世界各国でたばこ対策が取り組まれ始めた。日本でも禁煙化の対策が進められているが十分ではない。喫煙の低年齢化傾向が進んでおり、早い時期からの**防煙・禁煙**指導が行われるようになってきている（小林，1999；小林・原田，2002）。喫煙の危険性に関する知識教育ばかりでなく、映像教材や実験などを含めた体験型教育も実施されてきた。近年はとくに他者からの誘いを断るためのソーシャルスキル訓練が重視されている。すでに習慣的な喫煙者に対しては、禁煙に対する保険

4-2 喫煙

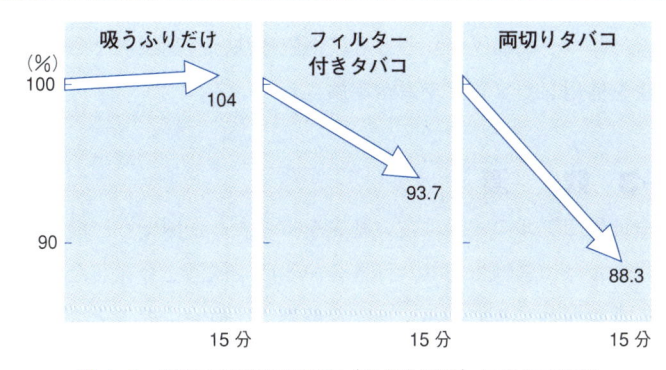

```
(%)    吸うふりだけ      フィルター       両切りタバコ
100                    付きタバコ
        104
                         93.7
 90
                                          88.3
        15分             15分             15分
```

図4-3 喫煙の知的作業能率（色名称試験）に及ぼす影響
（浅野，1982；財団法人日本学校保健会より引用）

表4-2 ニコチン依存度テスト（健康日本21推進フォーラム「健康を支える」研究会，2002）

質問	回答	得点
起床して何分後に喫煙したくなりますか	5分以内 6～30分 31～60分 61分以降	3 2 1 0
喫煙が禁じられている場所で禁煙することがはなはだ困難に感じますか	はい いいえ	1 0
1日の喫煙のなかで，どちらが一番やめにくいですか	朝一番のたばこ そのほか	1 0
1日に何本吸いますか？	31本以上 21～30本 11～20本 10本以下	3 2 1 0
午前中のほうが他の時間帯よりも頻繁に喫煙しますか	はい いいえ	1 0
病気でほとんど1日寝ている時も喫煙しますか	はい いいえ	1 0

得点　依存度：0～5　低い，6～10　高い

適用が1998年から始まり，禁煙外来で薬物補充療法（ニコチンガム，ニコチンパッチ）とともに催眠療法，行動療法などの心理療法を併用したプログラムが実施されている。

4-3 飲　　酒

全世界でアルコールは古い歴史を持つ。わが国でも，儀式にアルコールはつき物であり，付き合いという飲酒を介在した人間関係も重視されてきている。適度な飲酒は，血液中の善玉コレステロールを増加させ心筋梗塞などの予防につながったり，ストレス発散になったりと良い効果を持っているとされる。

一方，誤った飲酒が，自分自身だけでなく他者をまきこんだ重大な事故を引き起こしたり（図4-4），過度な飲酒による健康上の問題なども指摘されるようになってきた。

飲酒の現状と問題

日本における成人1人当たりの年間アルコール消費量は1990年の99.2ℓをピークとし，2003年には88.8ℓと若干減少傾向にある。しかし，女性の飲酒率は，どんどん上昇しており，1968年の20代女性の飲酒率24％は，2003年には80％にまでなった。また，未成年の飲酒率も増加傾向にある。

飲酒と健康

どのくらいの飲酒量が適当かについては，アルコール代謝能力の個人差によって異なる。また，同じ人でもその日の状態によって違ってくる。一般的に言えば，2単位（ビール大びん2本，日本酒2合，ウイスキーダブル2杯）が限度で，このぐらいの酒量だとほどよくお酒を楽しむことができると言われている（図4-5）。

4-3 飲　酒

●アルコールを飲んで運転するとどうなるか？
1) 赤信号を見極める時間が遅れる。
2) 広い視野に注意を払うことができない。
3) 夜間よくみえない。
4) とっさに動作できないのでハンドル操作やブレーキ動作が遅れる。

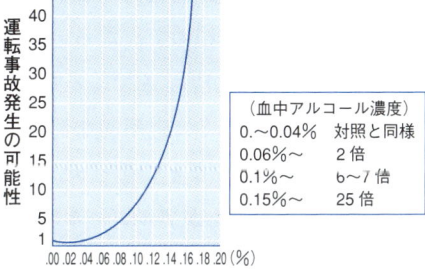

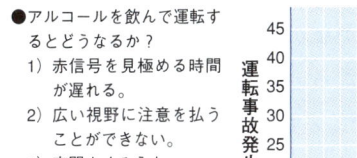

（血中アルコール濃度）
0.〜0.04％　　対照と同様
0.06％〜　　　2倍
0.1％〜　　　 6〜7倍
0.15％〜　　　25倍

図 4-4　血液中のアルコール濃度と運転事故発生の危険性
（Brokenstein：Public Health Service, 1964：財団法人日本学校保健会，2000より引用）

血液中のアルコール濃度が増加すると運転事故の危険が指数的に増加する。例えば，アルコール濃度が 0.06％ を超えると運転事故の可能性は 2 倍になり，0.1％ を超えると 6〜7 倍，さらに 0.15％ を超えると 25 倍になる。

$$\text{血中アルコール濃度（\%）} = \frac{\text{飲酒量（ml）} \times \text{アルコール度数（\%）}}{833 \times \text{体重（kg）}}$$

ワイン　　14％
ビール　　 5％
日本酒　　15％
ウイスキー 43％

図 4-5　血中アルコール濃度を求める式

継続的な過度の飲酒は、肝臓、膵臓、胃、神経など全身的障害を引き起こす（図4-6）。とくに飲酒が原因の脂肪肝、肝障害、肝硬変などの肝機能異常が多く認められるようになる。肝臓は沈黙の臓器と言われ、自覚症状がなかなか生じず、肝臓の機能の80％以上が低下して初めて、だるい、食欲がない、皮膚や白目が黄色くなる、顔色が黒ずんでくるなどの症状が出てくる。そのため飲酒する人はとくに定期的な健康診断を受け、血液検査のγ-GTPやGOT、GPTなどの値をチェックする必要がある。とくに女性は女性ホルモンがアルコールの代謝を抑制するため少ない量で肝臓に障害が出やすいと言われており、注意を要する。

未成年者の飲酒・妊娠中の女性の飲酒の予防

飲酒を始める理由は文化や社会で異なるが、幼いころから子どもたちは大人たちが酒を飲んではしゃいだり、まどろんだりして楽しそうにしている様子を目にすることが多い。身近な家族や、テレビや映画で酒を飲み祝福を受けている人を見ている。そのためもあり、法律で禁止されているにも関わらず、**未成年者による飲酒**が後を絶たない。しかし、なぜ、未成年者の飲酒が禁止されるのだろうか。その理由として、未成年者は、①脳が未完成のため、脳の神経細胞の破壊が起こりやすい、②アルコールを分解する機能が未熟であり、急性アルコール中毒になる危険性が高い、③心身の発達が未成熟のため適度な飲酒という自己規制がききにくく、アルコール依存症になりやすい、④性腺が萎縮してインポテンツや月経不順などになりやすい、⑤酒の酔いによって他の楽しみを学ぶ意欲を減退させる、などが挙げられる。

妊娠中の女性の飲酒は、胎盤を通じてアルコールが胎児の血液中に流れ、アルコール代謝力の低い胎児への影響が大きいとされ

| 食道 | 食道炎
食道がん
食道静脈瘤
マロリー・
ワイス症候群 |

| 脳 | 急性アルコール中毒
アルコール依存症
アルコール性痴呆
自律神経失調症 |

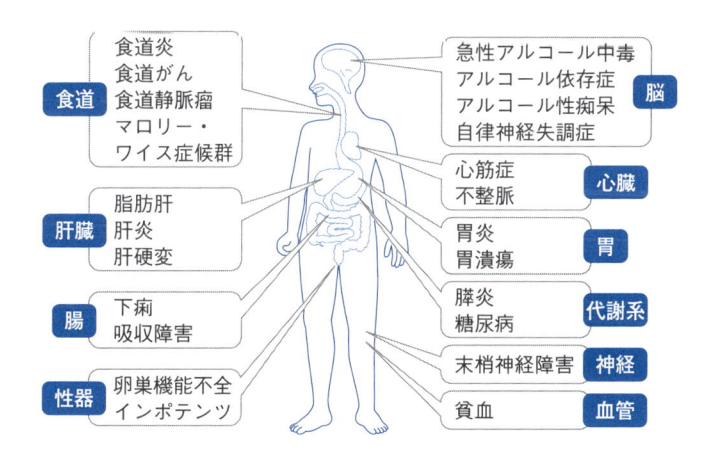

| 肝臓 | 脂肪肝
肝炎
肝硬変 |

| 心臓 | 心筋症
不整脈 |

| 胃 | 胃炎
胃潰瘍 |

| 腸 | 下痢
吸収障害 |

| 代謝系 | 膵炎
糖尿病 |

| 神経 | 末梢神経障害 |

| 性器 | 卵巣機能不全
インポテンツ |

| 血管 | 貧血 |

図 4-6 アルコールによって引き起こされる疾患
(厚生省「生活習慣病のしおり」, 1999)

る。とくに妊娠中の大量の飲酒は、胎児性アルコール症候群など深刻な問題を生じさせる可能性がある。

4-4 栄養と食行動

心身の健康、生活習慣病にもっとも関連しているのが、この**食行動**であろう。日本人の食行動は、第2次世界大戦後以来大きく変化してきており、米などの炭水化物や野菜の摂取が減少し、肉などの脂肪や清涼飲料水などの甘い食品の摂取が大きく増加してきた。新生児でさえも苦いものより甘いものを好むと言われ、甘いものへの嗜好は生物学的要因ともされるが、それだけでなく、テレビコマーシャルや社会的経験による影響も大きい。

また、朝食を食べなかったり、まとめ食いをしたり、食事時間が不規則だったりすることも、健康への影響が大きい。食物の調理方法を変えるだけでも、食事は変化する（表4-3参照）。

栄養と健康

ガンの発生要因の70〜80％が環境的要因であるとされ、その3分の1は食生活が原因とされる。脂肪のとりすぎと食物繊維の不足はガンの発生と関連しており、脂肪を控え野菜や果物、食物繊維を多くとることでガンの危険性を減少することができる。コレステロールは粥状動脈硬化の主な原因とされ、LDL、VLDLの悪玉コレステロールとHDLの善玉コレステロールからなる。コレステロールの高さは、遺伝と生活習慣に影響されるとされ（Hopkins, 1992）、乳製品や脂肪を多く含む食事が問題となる。たとえば、アメリカでは脂肪の多い肉や卵を減らしたが、乳製品を多くとるようになったため、1日のコレステロール摂取量が男性では331 mgと摂取量上限300 mgを超えてしまっている。

4-4 栄養と食行動

表4-3 食生活チェックリスト (和田高士『最新版家庭医学大全科』p.893 法研, 2004)

	骨粗鬆症	鉄欠乏性貧血	高尿酸血症	高脂血症	肥満症	糖尿病	脂肪肝	狭心症	高血圧	脳梗塞	脳出血
1	朝食を抜くことがある			○	○	○	○	○	○	○	○	○
2	早食いである			○	○	○	○	○	○	○	○	○
3	人よりも多く食べる			○	○	○	○	○	○	○	○	○
4	間食や夜食を食べる			○	○	○	○	○	○	○	○	○
5	簡単な食事ですますことが多い	○	○									○
6	肉料理が多い			○					○			
7	塩辛いものをよく食べる	○							○	○	○	○
8	脂っこいものを食べる				○	○		○	○			
9	清涼飲料水や甘いものが好き	○		○	○	○	○	○	○	○	○	
10	肉類はあまり食べない		○									○
11	野菜はあまり食べない									○	○	
12	牛乳・乳製品はあまり食べない	○										
13	水分はあまりとらない											
14	お酒は毎日飲む			○	○	○	○	○		○		
15	お酒の量は少なくない			○	○	○	○	○	○	○	○	○
	危険ライン	2	1	6	3	4	5	4	8	4	6	5

収縮期血圧140以上，拡張期血圧90以上であると，高血圧患者と言える。高血圧患者数は，全世界で7億人以上，日本では3,500万人以上で，50歳以上では男女ともにその過半数が高血圧患者である。血圧にもっとも影響するのはナトリウム（塩分）だが，成人の必要量は最低500 mg，最高でも1,000 mg未満で，600 mg程度が望ましいとされている。しかし，実際には平均摂取量は1,200 mgを超えている。塩鮭一切れでも500 mg含まれており，減塩は難しい。そこで体内の余分なナトリウムを排泄する作用のあるカリウムを摂取することや，なるべく塩分の少ない食品を選択することが大切である。塩味の好みは幼少期の食生活によって決定されると言われ，強く意識することが必要であろう（図4-7参照）。

食行動と体重コントロール

代謝率は個人でかなり異なるが，肥満に影響するのはやはり食べすぎである。しかし，太っている人が本当に多く食べるのかについて，24時間以内に食べた物の報告に基づく調査結果では，体重による有意な差はなかった。もっとも，食事摂取量の正確さに関する研究では，少なく報告するのが一般的であるが，とくに体重の重い人や女性にその傾向が大きいとされるため，太っている人ほど多く食べているのかもしれない。

では，太りすぎは生まれつきのものなのだろうか。内分泌系の機能不全以外では，遺伝による体重増加の症状はほとんどないとされている。「セットポイント論」として，その人には特定の体重のセットポイントがあり，その近辺で体重を維持しようという温度自動調節器のような生理的メカニズムの機能を提唱する研究者もいる。そのため，たとえダイエットによって痩せても，ダイ

4-4 栄養と食行動

A表

普通牛乳	200g
低脂肪乳	225
ヨーグルト（無糖）	200
（加糖）	140
カッテージチーズ	110
プロセスチーズ	35
脱脂粉乳	30

B表

肉	牛・豚	ひれ	60g
		もも	55
		ロース	35
	鶏（胸・もも）		
		皮なし	60
		皮あり	40
		ささみ	80
魚介	イカ		110
	カレイ		80
	アジ（生・干）		60
	イワシ		40
	サンマ・サバ		35
	ちくわ		60
大豆	絹ごし豆腐		140
	もめん豆腐		105
	生揚げ		55
	納豆		40
	油揚げ		20
卵	鶏卵		50

1日になにをどれだけ食べればよいか。

A～E表の食品を組み合わせて食べましょう。
（1日 1400～1800kcal）

1日の目安
- 植物油　大さじ1～2
- 砂糖　　小さじ2
- 塩　　　10g以下

油脂・砂糖・塩（控え目に）
とくにこれらを多量に含んだ食品に注意
＜食事のチェックリスト＞参照

牛乳・乳製品　A表より1つ

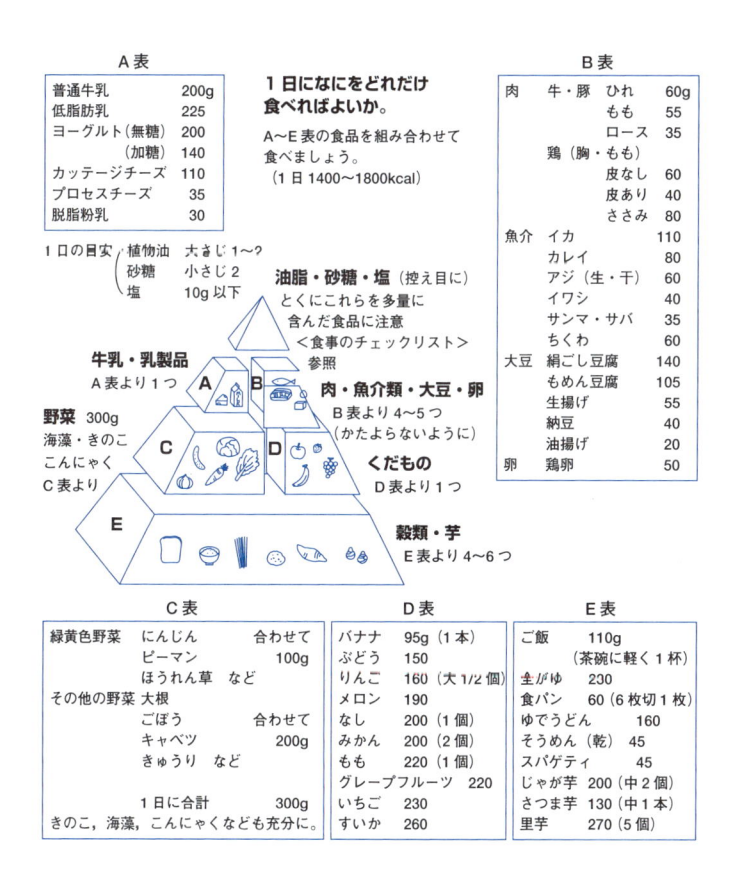

肉・魚介類・大豆・卵　B表より4～5つ（かたよらないように）

野菜 300g
海藻・きのこ
こんにゃく
C表より

くだもの　D表より1つ

穀類・芋　E表より4～6つ

C表

緑黄色野菜	にんじん	合わせて
	ピーマン	100g
	ほうれん草　など	
その他の野菜	大根	
	ごぼう	合わせて
	キャベツ	200g
	きゅうり　など	
	1日に合計	300g
きのこ、海藻、こんにゃくなども充分に。		

D表

バナナ	95g（1本）
ぶどう	150
りんご	160（大1/2個）
メロン	190
なし	200（1個）
みかん	200（2個）
もも	220（1個）
グレープフルーツ	220
いちご	230
すいか	260

E表

ご飯	110g（茶碗に軽く1杯）
生がゆ	230
食パン	60（6枚切1枚）
ゆでうどん	160
そうめん（乾）	45
スパゲティ	45
じゃが芋	200（中2個）
さつま芋	130（中1本）
里芋	270（5個）

図 4-7　日本版栄養ピラミッド（足達，1997）

日本人の食生活に合わせて足達らによって作成された。何をどれだけ食べたらよいのかの目安がひと目でわかるようになっている。1日のエネルギー摂取量を1,400～1,800kcalとしている。

エットをやめるとすぐもとの体重に戻ってしまうという多くの現象を説明できる。このセットポイントは，12歳までに確立し，以降それを変えることが難しいと主張する。

一方，心理社会的要因として挙げられるのがストレスである（2章参照）。心配や動揺しているときほど，過食になりやすいことを示す研究は多い。また，テレビの影響も大きく，テレビを見ること自体が身体活動を減少させ，食べ物に関する番組やコマーシャルに刺激されて甘いお菓子や飲み物を多くとってしまいがちになる。このような食べ物の感受性と環境との関係について検討した研究によれば，太っている人は，食事がおいしいと多く食べる傾向があるし，太っている人や子どもほどウェートレスや親から食べ物を勧められやすい。その意味でも肥満になってしまうと食事のコントロールが難しいと言える。

肥満の予防

肥満は，高コレステロール，高血圧，冠状動脈性心臓病，糖尿病，ガンとの関連が高いことが明らかにされている。BMI（Body Mass Index；体格指数）と死亡率との関連を検討した研究では，BMI 18.5～25の範囲で死亡率がもっとも低いJ字型の関連があると言われる。BMI 30以上になると，約5～6年寿命が短いと推定されている（宮崎，2002）。

太ってしまってから痩せることは，どの年代でも簡単ではなく，太り過ぎないようにすることが重要である。肥満の予防は幼児期から始める必要がある。幼児期の肥満は成人期の肥満につながりやすくストリーゲルムーア（1985）らが提唱する子どもたちの肥満予防の方法は次のようなものである。

① 定期的な運動を進めることとテレビを制限すること，②健康

表4-4 クライエントの年代別の特徴と指導のポイント (足達, 1997)

年代別	特徴と傾向	指導のポイント
幼児期	・親の行動が決め手になる。 ・3歳までに生活習慣の基礎ができる。 ・3歳の肥満は成人まで続きやすい。	・親への指導が中心になる。 ・健康的で規則的な食事と外遊びの習慣をすすめる。 ・お菓子をほうびに使わないようにさせる。 ・テレビは番組を決めて見る。
学童期	・やせ願望は低年齢化していて学童期にもある。 ・極端な行動をする危険がある。 ・健康についての知識がまだ少ない。 ・塾などで不規則な生活になりやすい。 ・個人差が大きい。	・親と子供の両方に規則的な食事のたいせつさをわからせる。 ・できるだけ外食や買い食いを避けさせる。 ・数か月で体重の15％を超えるような減量は禁止する。 ・からだを動かす生活を具体的に指導する。
思春期	・外見への関心が高まる。 ・食行動異常の危険がある。 ・受験勉強で運動不足になりやすい。	・肥満の害を強調しすぎないようにする。 ・健康的な生活習慣の知識を与える。 ・日常生活の中でからだを動かす機会を増やす。 ・心理的な空腹感について理解させ, 対策を考えさせる。 ・ボディイメージをそこなわないように配慮する。
青年期	・受験のストレスによる体重増加。 ・運動不足の傾向がある。 ・食行動異常の危険がある。 ・不規則な生活になりやすい。 ・外食やファストフード, コンビニの利用が多い。 ・インスタント食品や清涼飲料を食べたり飲んだりする機会が多い。 ・ファッションとしてダイエットをする傾向が強い。	・運動量の減少に見合った食事の摂取をすすめる。 ・健康的な食事と運動習慣の重要性を伝える。 ・外食やファストフードの選び方を指導する。 ・スナック菓子や飲み物の選び方を指導する。 ・いきすぎたダイエットの害を教える。 ・誤った食情報や誤解を訂正する。 ・自分の体重を受け入れさせる。

(p.107に続く。)

に良くない食べ物を食べない，③家庭に高コレステロールな食品，甘いものを購入しないようにする，④高カロリーなケーキや不健康な食品は特別な行事や週に1度の楽しみにとっておく，⑤子どもが毎日朝食をとっているか，夜に高カロリーなスナックを食べていないか確認する，⑥定期的に子どものBMIを確認する。

体重コントロールの方法

アメリカでは，成人女性の44％，男性の29％が今より痩せたいと考えている（Serdula et al., 1999）。ほとんどの人は自分だけでダイエットしようと考え，カロリーの極端な制限を行う無謀なダイエットを行っている。実際には，そのような無謀なダイエットは，たとえ痩せたとしても，その体重を維持することは難しく，前よりも体重が増えてしまう結果になることが多い。そのような無謀なダイエットではなく，行動論に基づいた**体重コントロール**プログラムは，すべての人に有効というわけではないが，プログラムからの脱落者が少なく，多くの年代に対して有効なことが示されてきた。最近では運動とカロリー摂取を観察サポートするのにポータブルのコンピュータを用いた減量プログラムや，家族も巻き込んだ家族ベースの行動プログラム，セルフヘルプグループによるサポートなど多様な方法が考えられてきている（**表4-4**）。

4-5 運動・身体活動

人類は誕生以来いかに身体を使わずに済むかを思案し，その結果としてほとんど身体を動かすことのないライフスタイルが増加してきた。自動車を中心とした交通機関が発達して歩くことは極端に少なくなり，電話などの情報通信機器や洗濯機などの家電の導入によって生活の中での**運動量**も大きく低下した。このような

(p.105より続く。)

年代別	特徴と傾向	指導のポイント
壮年期男性	・独身か既婚かで食生活に差がある。 ・単身赴任による食生活の乱れ。 ・外食が多い。 ・宴会や接待が多い。 ・多忙で疲れている人が多い。 ・仕事上のストレスが多い。 ・栄養や食品についての知識に乏しい。 ・運動不足の傾向がある。 ・基礎代謝の低下による中年太り。	・健康的な食事についての知識を提供する。 ・急激な体重増加を防ぐ。 ・運動を習慣にできるように指導をする。 ・日常生活で活動性を増やすことをいっしょに考える。 ・肥満が健康に及ぼす害を伝える。 ・外食やお酒の飲み方を指導する。 ・喫煙の害を伝える。 ・ストレスの対処法を指導する。
壮年期女性	・健康よりも美容に関心がある。 ・ファッションとしてのやせ願望が充分にある。 ・仕事をもつ女性に対する社会的圧力が強い。 ・妊娠, 出産による体重の変動がある。 ・基礎代謝の低下による中年太り。	・急激な体重増加を防ぐ。 ・いきすぎた減量の害を伝える。 ・食品の選び方や調理の仕方を指導する。 ・間食のとり方や甘いものの食べ方を指導する。 ・活動的な生活をすすめる。 ・地域活動やセルフヘルプグループを紹介する。 ・生きがいづくりをサポートする。
老年期	・健康や病気への関心が高まる。 ・慢性疾患を持つ人が多い。 ・運動機能, 聴力, 視力が低下する。 ・時間に余裕がある。 ・生活歴による個人差が大きい。 ・自立した生活への願望が強い。 ・1人暮らしの人は低栄養になりやすい。 ・物忘れがひどくなる。 ・うつ状態になりやすくなる。 ・給食を利用している人では, 食事を選択しにくい。	・機能を維持するための身体活動をすすめる。 ・健康や体重についてわかりやすい知識を提供する。 ・具体的な生活変容は徐々に進める。 ・今までの生活や価値観を尊重する。 ・社会的な生きがいづくりを重視する。 ・充分な栄養摂取の必要性を強調する。

表4-5 日常生活の中で, 健康の維持・増進のために意識的に運動をしている人の割合

基準値	目標値	根拠
男性		
52.6%	63.0%	平成8年保健福祉動向調査
女性		
52.8%	63.0%	平成8年保健福祉動向調査

現状値
54.2%

機器がなく自然に身体を動かしていた以前の生活に戻ることは不可能であり、現代は自然にしていると**運動不足**になりやすい時代だと言える。適度な運動をしないことは、筋力を衰えさせ肥満の増加につながっていることは間違いない。運動選手になろうとするのではなくても、意識して運動しないと健康が保持できない時代となっているのである（**表4-5**参照）。

運動の健康に対する効用

運動や身体活動は**ストレス解消**や**生活習慣病の予防**に役立つことは広く知られている。実際に、運動は身体的・心理的側面にどのような効果をもたらすのだろうか。これまでの研究結果を概観すると、適切な運動や身体活動は、免疫機能を活発にする、悪玉（LDL）コレステロールを減少させる、心血管機能を改善するといった生理的効果とともに、糖尿病、高血圧、大腸ガン、骨粗しょう症などの罹患率や死亡率を低下させるという長期的・蓄積的効果があると言える。高齢者においては、歩行などの軽い身体活動であっても継続することで、寝たきり予防や死亡率の低下に有効であるとされる。一方、心理的効果としては、定期的に運動することでストレスや不安の低下や、仕事でのミスの減少やパフォーマンスの改善、QOLの向上などがあるとされる。また、とくに子どもたちにおいて顕著だが、身体活動によって自己概念が向上するといった効果も示されている（Sallis & Owen, 1999）。以上のように、運動や身体活動は、一時的に爽快な気分だけでなく、長期的な効果が、身体的側面だけでなく精神的な側面に対しても良い効果をもたらすと言える（**表4-6**参照）。

健康に関連する運動の種類

運動することがどんなに健康に良いとわかっていてもなかなか

表 4-6 **WHO が示した身体活動の効果**（竹中編, 1998）

Ⅰ. 生理学的効果

短期的恩恵
1. 血中のグルコースの上昇
2. カテコールアミン（アドレナリン, ノルアドレナリン）の分泌
3. 睡眠の量および質の強化

長期的恩恵
1. 心臓血管系機能（有酸素性持久力）の改善
2. 筋力の強化
3. 柔軟性の維持・増強
4. バランス, 協応力の維持・増強
5. 動作速度の維持

Ⅱ. 心理学的効果

短期的恩恵
1. リラクセーションの強化
2. ストレスおよび不安の低減
3. 気分の強化

長期的恩恵
1. 一般的安寧の獲得
2. メンタルヘルスの改善
3. 認知機能の改善
4. 運動の制御とパフォーマンスの向上
5. 技能の獲得

Ⅲ. 社会学的効果

短期的恩恵
1. 高齢者の権限の強化
2. 社会的統合の強化

長期的恩恵
1. 社会とのかかわりの強化
2. 新しい親交の形成
3. 社会的ネットワークの拡大
4. 役割の維持と新しい役割の獲得
5. 世代間活動の強化

WHO は身体活動による効果は生理・身体的側面だけでなく, 生理学的・心理学的・社会学的な3側面に効果をもつことを提示した。

実行できない。実際，高齢者の3分の2は定期的な身体活動をしていないというデータもある（米国国立運動研究所，2002）。高齢者に限らず，なかなか運動できないと訴える人の多くは，「運動する」ことのイメージが，ジョギングやマシーンを用いた筋力トレーニング，サッカーやテニスなどのスポーツといった特別なことに限定されているせいかもしれない。米国国立運動研究所（2002）は，健康に良いとされている運動を次のような4つにまとめている。

1. 持久力運動……有酸素運動と呼ばれる，呼吸数や心拍数を上昇させる運動で，心臓や肺，循環器系の機能を改善する。そのため階段をのぼってゼイゼイする，少し走っただけで息切れするといったことが少なくなる。有酸素運動は，糖尿病や大腸ガン，心臓病，脳卒中など老化に伴う病気を遅らせるとされる。

2. 筋力運動……筋力を増強し，体力をつけるだけでなく基礎代謝を増やし，体重と血糖値を抑える働きがある。肥満と糖尿病，そして骨粗しょう症の予防に効果的であるとされる。

3. バランス訓練……下肢の筋肉を鍛え，瞬間の片足立ちができるようになる。寝たきりなど高齢者の自立性を脅かすことにつながりやすい転倒予防に効果的であるとされる。

4. 柔軟体操……ストレッチがその代表であり，筋肉や腱を伸ばして，姿勢を保ち身体をしなやかにする効果がある。事故や疾病の後遺症を治すためのリハビリなどでも多用されているが，突発的な事故を防ぐ効果も期待できる。さらに運動は，すでに病気を患っていたり身体能力が低下した高齢者であっても，長期間運動することで健康状態が改善できるという可能性も示されている（**表4-7**参照）。

表 4-7　身体活動が成人の健康にもたらす影響の一覧
(Sallis & Owen, 1999 より)

健康成果	関連
寿命	⇑⇑⇑
冠状動脈性心疾患	⇓⇓⇓
HDL コレステロール	⇑⇑
LDL コレステロール	0
血圧	⇓⇓
体脂肪	⇓⇓
内臓性体脂肪	⇓⇓
非インシュリン依存型糖尿病	⇓⇓⇓
インシュリン感受性	⇑⇑
大腸ガン	⇓⇓
乳ガン	⇓
前立腺ガン	⇔
骨密度	⇑⇑
高齢者の日常生活における行動	⇑⇑
腰痛	0
骨関節症	⇓
免疫機能	⇑⇑
筋骨格系の傷害	⇑

注：0＝関連なし；⇔＝一貫していない関連あるいはきわめて限定的なデータ；⇑＝身体活動がこの変数を上昇させるといういくらかの根拠；⇑⇑＝身体活動がこの変数を増加させるという中等度の根拠；⇑⇑⇑＝多くの研究からの身体活動がこの変数を上昇させるという強い根拠；⇓＝身体活動がこの変数を減少させるといういくらかの根拠；⇓⇓＝身体活動がこの変数を減少させるという中等度の根拠；⇓⇓⇓＝多くの研究からの身体活動がこの変数を減少させるという強い根拠

成人の健康に身体活動がどのような効果をもっているかについての知見をまとめたものである。

運動の実施の関連要因

どのような人が多く運動するのかについての研究結果では，女性よりも男性，そして若く学歴の高い人ほど運動する傾向があるとされる。実際の性別だけでなく，自己概念としての男性性や女性性が運動，とくにスポーツ参加との関連性があるとされる（竹中，1998）。男女ともに男性性の高い人ほどスポーツ参加度が高いという結果が示されている。

首都圏の30〜50歳代の男女500人を対象とした調査結果では，運動・スポーツを習慣的に（週1回以上）していると答えたのは16％であった。それらの人たちの9割が過去に運動したことがなく，8割が今後も運動したくないと回答した（健康日本21推進フォーラム「健康教育」研究会，2002）。さらに運動しない理由として，時間がない，場所がない，仲間がいない，自分に適した運動の内容や量がわからないということが多く挙げられた（健康日本21推進フォーラム「健康教育」研究会，2002）。短時間で特別の場所を必要としない身体活動を日常生活に取り入れることが可能であるという認識が運動実施には大切であろう。

適切な運動の方法

何らかの疾患を患っていたり，あまり運動したことがないと運動することに臆病になるだろう。以前，慢性疾患患者は運動をしないことが一般的であった。しかし，現在では慢性疾患であっても症状が良好に管理され安定しているのならば，運動したほうが症状は改善されることが明らかになっている。

いざ運動を行おうとすると，どんな運動をどのくらいやったらよいのかわからない，下手に動いてケガなどしないだろうか，疲れてしまうといった不安が生じやすい。多くの運動を急激に行う

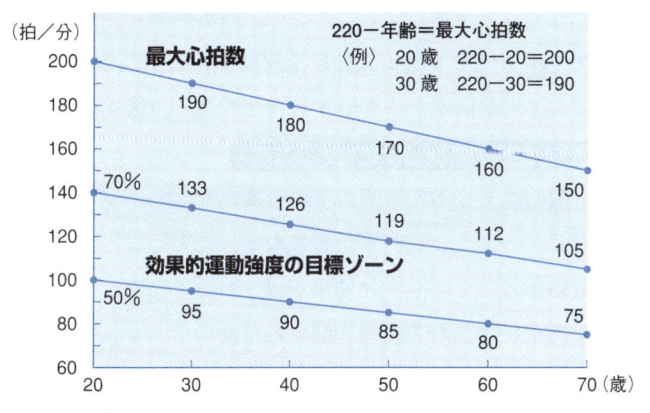

効果的な運動強度の目安となる最大心拍数＝（220－年齢）×0.5～0.7
【例】30歳の場合（220－30）×0.5～0.7＝最大心拍数 95～133

図4-8　年齢別最大心拍数と効果的運動強度（健康日本21推進フォーラム「健康教育」研究会，2002）
　運動の強さをはかる手軽な方法が1分間の心拍数である。たとえば，30歳の人の体力維持に効果的な運動の強さは，95から133の間ということになる。

ことは誰にとっても危険なのは当然である。運動の種類については個人の達成したい目標によって異なるが、先に述べた持久力、筋力、バランス、柔軟性をすべて含むようにしていくことが望ましいとされる（米国国立運動研究所、2002）。適切な運動量の評価指標としては、運動しているときの主観的評価を測定する**ボルグ・スケール**が使用できる。他にも運動中の心拍数やトレッド・ミルなどの生理的測定から判断する方法もある（**図4-8**参照）。

運動開始と継続の動機づけを高める方法

運動を開始するにあたってのケガや疲れなどの不安については、十分納得できるような説明が必要になる。たとえば、疲れるほど激しい運動をしなくても十分効果が得られることなどが理解されるべきである。すなわち運動に関する信念のチェックである。

運動を新たな生活習慣に取り入れて継続していくためには、行動論に基づいた方法が採用されてきた。達成したい目標を段階的に難しくしていき、簡単な目標から実行していくことや、セルフモニター法を用いて、行動を見守ることなども大切である。米国運動協会は、**表4-8**に挙げた条件以外にも、運動継続の成功のために次のようなこと述べている。①誰か運動する仲間をつくる、②音楽や電子図書などを聴きながら持久力運動をする、③目標を決めて、達成したらもらえるごほうびを決めておく、③翌日や翌週の身体活動を自分の宿題にする、④運動時間を約束と同じに考え、カレンダーにしるしをつけておく、などである。

表4-8 **運動を続けるための条件**（米国国立保健研究所，老化医学研究所，2002より）

続けること，うまくいく条件

米国公衆衛生局長官の報告によれば，つぎの項目は身体活動を続けやすくする条件だといいます。

- 全体として，運動には利益があると考える
- 運動を正しく，安全に行うことができると思う
- 時刻や時間を決めて運動する
- 無理のないスケジュールで運動をする
- 運動することによって，経済的，社会的な負担は生じないと考える
- 運動をしても，困ったことが起こらない（困ったこととしては，けが，時間をムダにする，運動をしていることへの同僚の嫌がらせや，からかいなど）

いいかえれば，始めるときから成功するように自分を仕向けると，運動を続けやすいのです。実現可能な目標を設定したり，運動を正しく，安全に行えるように工夫したり，進歩がわかるように進み具合を表に記入するなどします。運動や身体活動の計画をたてるときに，少し時間をさいて，ここにあげた項目を考えてみてください。

参考図書

日本健康心理学会（編）(2002). 健康心理学概論　実務教育出版
　健康心理学の入門書である。

日本健康心理学会（編）(2002). 健康教育概論　実務教育出版
　健康教育の入門書である。

健康日本21推進フォーラム「健康を支える」研究会（編著）(2002). これで禁煙！――決定版・禁煙ツールガイド――　法研
　禁煙のためのわかりやすいガイドブック。

健康日本21推進フォーラム「健康教育」研究会（編著）(2002). 運動セラピー――生活習慣病は運動不足病！――　法研
　運動に関する知識とやり方が理解できる。

疾病とヘルスサービス

 私たちは健康の大切さを日ごろ実感しにくく,病気・加齢などによって問題が顕在化し,危機的な状況になってはじめて気づくことが多い。健康を取り戻すためには,種々のヘルスサービスの情報を把握し,活用する必要が生じる。身近な社会の中でどのようなヘルスサービスが提供されているのであろうか。本章では個人として,また,社会全体における,疾病への対応を検討する。

5-1 ヘルスサービスとは

ヘルスサービスとは，健康の維持・増進，疾病の予防・発見・治療・回復を目的として，個人や集団を対象に，専門家や専門機関が実施する活動を指す。狭義では，医師や看護師などの医療者による治療を中心とした医療サービスを指すが，広義では健康を支援する多種の専門家・専門機関が行う健康の維持・増進，疾病予防を中心とした活動が包括される。ヘルスサービスの充実度は，個人や集団の健康状態，適応状態への影響が大きいと考えられている。ヘルスサービスシステムの整備・強化および連携は，健康問題を検討する上で重要な課題と言える。

ヘルスサービスの提供者には，医師，看護師，保健師，作業療法士，言語療法士，理学療法士，社会福祉士，精神保健福祉士，介護福祉士，栄養士，養護教諭や，健康心理士・臨床心理士・産業カウンセラーなどの各種心理相談業務担当者，といった，医学，看護，保健，心理，福祉，に関する専門家が含まれる。厚生労働省・自治体の保健福祉センターなど，健康問題を検討する行政機関の担当者なども，広義のヘルスサービス提供者と考えられる（**表5-1**参照）。

ヘルスサービスを提供する機関や場所には，病院・診療所，学校や職場内の保健・診療施設，市町村保健センター，児童相談所，老人保健施設，在宅介護支援センター，子育て支援などのNPO，地域の各種運動施設，スポーツクラブやリラクセーション施設などの健康産業がある（**図5-1**参照）。近年健康志向が高まっていることから，民間資本による運動施設や代替医療施設が増加する傾向にある。

本章では，疾病の発見・治療・回復に関わる医療サービスを中

表5-1 糖尿病の予防や治療に関する情報源（厚生労働省「平成14年度糖尿病実態調査報告」，2004）

（複数回答）

	男性 2,358人	女性 3,404人
テレビ・ラジオ	63.7%	74.1%
新聞	33.0%	35.9%
雑誌・本	23.8%	33.1%
友人・知人	24.8%	31.3%
病院・診療所（健診・人間ドックを除く）	25.8%	20.8%
家族	18.2%	23.1%
健診・人間ドック	25.2%	16.7%
職場（健康教室，講習会，冊子等）	12.1%	7.5%
保健所・保健センター	6.8%	8.4%
インターネット	2.4%	1.3%
学校（授業，課外活動等）	1.1%	1.4%
地域のボランティアグループ等	0.6%	0.7%
その他	1.0%	1.4%
特にない	11.1%	7.4%

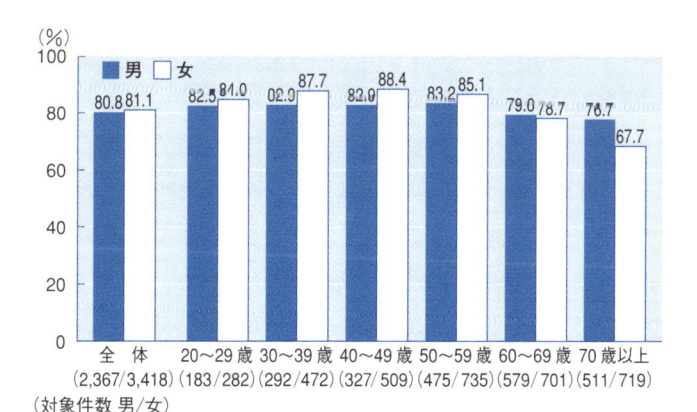

図5-1 運動を行うための適当な場所を知っている人の割合（厚生労働省「平成14年度糖尿病実態調査報告」，2004）

全体（2,367/3,418）男80.8 女81.1
20〜29歳（183/282）男82.5 女84.0
30〜39歳（292/472）男82.9 女87.7
40〜49歳（327/509）男82.9 女88.4
50〜59歳（475/735）男83.2 女85.1
60〜69歳（579/701）男79.0 女78.7
70歳以上（511/719）男76.7 女67.7

（対象件数 男/女）

心に検討する。

5-2 日本の医療制度

　日本の衛生行政制度は，1872年文部省に医務課が設置されて始まった。当時の最大の課題は伝染病対策であった。戦後日本国憲法の制定により，国民の生存権の確立と生活の向上が国家義務とされた。1947年には新しい保健所法が制定され，保健所の機能が，健康相談から環境衛生まで強化拡充された。その後少子・高齢化や疾病構造の変化が進み，保健サービスに対するニーズが変遷した（厚生統計協会，2004）。

　日本では，すべての国民が**国民健康保険**などの公的な医療保険に加入し，必要な場合医療を受けることができる**国民皆保険制度**を採用している。所得に応じた保険料を支払うことが義務付けられるが，本人もその家族も，医療費のうち何割かの自己負担で，どこの病院でも，医療を受けることができる。この制度が，経済成長による生活環境や栄養水準の向上を背景として，世界最高水準の平均寿命や，高い保健医療水準の実現に貢献していると考えられている。しかし，医療制度に関する環境は現在大きく変化している。まず，急速な高齢化が進展し，医療費が年々増大する一方で，少子化の傾向も止まらず，医療費を賄う主な財源としての保険料の増収は困難で，医療保険財政のバランスは非常に厳しく，見直しが必要な状況にある（図5-2参照）。

　また，**医療技術**が急速に進歩し，遺伝子診断に基づくオーダーメード治療，再生医療など費用対効果の優れた医療技術が医療費に占める比率が上がっている世界的な情勢の中で，医療技術の進歩に迅速に対応する方法の検討が課題とされる。ヘルツリンガー

5-2 日本の医療制度

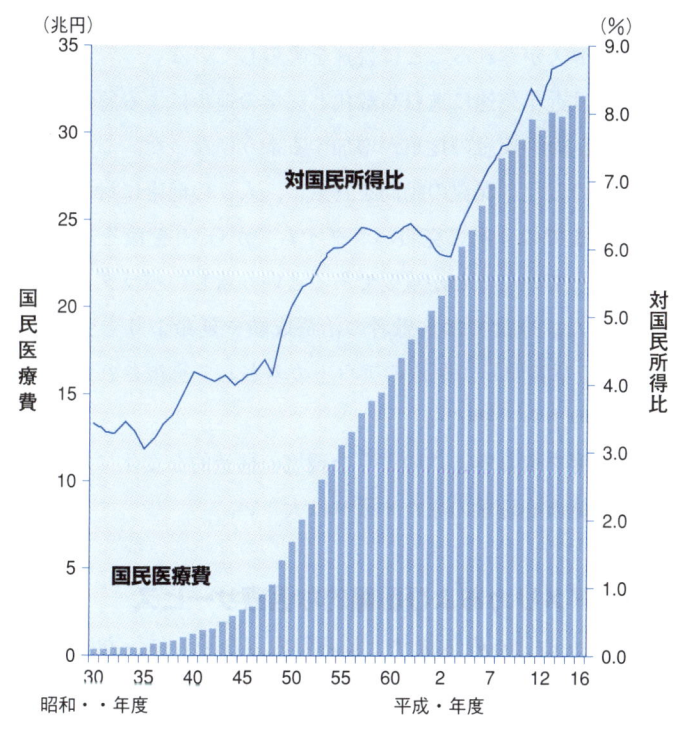

図 5-2 平成 16 年度国民医療費の状況（厚生労働省, 2006）
国民医療費は年度を追うごとに増加しており，国民所得比も上昇している。
平成 16 年度の国民医療費は 32 兆 1,111 億円，前年度比は，1.8 ％の増加となっており，国民所得に対する割合は 8.89 ％（前年度 8.80 ％）となっている。
年齢階級別にみると，0～14 歳は 2 兆 224 億円（6.3 ％），15～44 歳は 4 兆 8,842 億円（15.2 ％），45～64 歳は 8 兆 7,948 億円（27.4 ％），65 歳以上は 16 兆 4,097 億円（51.1 ％）となっている。
国民 1 人当たり医療費は，65 歳未満では 2 万 400 円，65 歳以上では 8 万 4,300 円である。

(2003) は，日本では医療サービスの価格と公的保険による保障内容の決定権が政府官庁の管轄であるため，規定以外の画期的な新技術の導入が遅れることに警鐘を鳴らしている。

日本では近年急速に進む高齢化と医学の進歩による急性疾患の減少から，慢性疾患の比重が増加するようになった。このような疾病構造の変化や保健の動向を背景に，人々の健康に対する認識は，これまでの「疾患克服パラダイム」から，「健康を維持あるいは増進していくことが重要であるという新しいパラダイム」へと変化した。今日では，患者の治療成績や延命よりも生活の質(QOL)（9章参照）が医療のアウトカムとして重視されるようになった（池上ら，2001）。

医療制度を取り巻くこのような環境の構造的な変化に対応するために，健康心理学の果たす役割は大きい。

5-3 アメリカおよび国際的な医療サービス

アメリカと日本の医療サービスの大きな違いは，かかりつけ(家庭)医制度と，契約を結んだ病院での診療権と言える。患者を引き受けることは一種の医療契約とみなされ，24時間対応する責任が生じる。電話相談への対応や，休診の際の他の医師への代理依頼も医師の義務と考えられている。1979年にアメリカ厚生省は健康改善，疾病予防を目的としてヘルシーピープルという国民的健康政策を掲げた（表5-2）。個人の生活習慣改善による健康増進に重点がおかれている。

国際的な医療サービスに関しては，WHO（世界保健機関）が，国際連合の保健機関として1948年に設立された。WHOの目標は，もっとも高い可能なレベルの健康状態にすべての人々が到達する

5-3 アメリカおよび国際的な医療サービス

表5-2 ヘルシーピープルの目標（健康・体力づくり事業財団資料参照）

ヘルシーピープル最終目的

	ゴール	参 考	目標値数	重点分野
HP 1990	5つの最終目的（Goals） 1. 健康な乳児（1歳未満） 2. 健康な子ども（2-9歳） 3. 健康青少年と若者（10-24歳） 4. 健康な成人（25-64歳） 5. 健康な老人（65歳以上）	1. 乳児死亡率の低減（低出生体重，先天性奇形の） 2. 幼児死亡率の低減（適切な成長と発育，事故と傷害の） 3. 死亡率の低減（自動車事故，飲酒，薬物＝健康行動の促進） 4. 死亡率の低減（心臓発作，卒中，がん） 5. 死亡率の低減と生活の質の向上（障害の低減）（機能的自立，早死防止，インフルエンザ，肺炎）	226	15
HP 2000	3つの最終到達目標（Overarching Goals） 1. 健康な人生年数の増加 2. 健康格差の低減 3. 予防サービスへのアクセス	1. すべての人生ステージにおいて最大限の機能的能力を保持する 2. 国民格差の低減（貧困との関係） 3. 健康リスクの低減のための包括的戦略が必要	300	22
HP 2010	2つの最終目標（Goals） 1. 健康な人生の質と年数の増加 2. 健康格差の是正	1. 個人とコミュニティの両方が，より長く質の高い健康年数を達成する 2. 健康格差は「是正」されなければならない（所得，教育水準，人種・民族，文化，環境，性的嗜好と健康状態との関係→バランスのとれた多面的な保健システム）	560	28

ことである。

　1978年には，アルマ・アタで開催されたWHOとユニセフ共済の国際会議で，すべての人に健康を保障する目標を示した宣言が採択された。提唱された**プライマリ・ヘルス・ケア**は社会正義，公正，人権という政治的関心に基づき，地域社会に則した保健・医療を自助の精神で推進することの重要性が指摘された。具体的な目標として，健康問題や予防に関する教育，食料の供給と適正な栄養摂取，安全な水の供給と環境衛生，母子保健サービス，主要伝染病の予防接種などが挙げられた。この宣言は，各国や地域の健康政策に大きな影響をもたらした。しかし一方では，先進国の企業などにより貿易・金融の自由化を推進する「グローバリゼーション」が浸透し，さまざまな領域に経済性優先の価値基準が置かれた。保健サービスの民営化が進み，受益者負担の考えに準拠するなど，国際保健戦略においても，公正，人権といった政治的関心は弱まり，費用対効果，コスト削減といった経済的関心が高くなることへの批判が投げかけられている（湯浅ら，2003）。

5-4　兆候への気づきと対応

　病気の兆候の的確な評定は難しい。状況による差や閾値の個人差が見られる。内向的な人は敏感に気づくが，過剰に捉える傾向がある。身体感覚の知覚は，プラシーボ効果（p.7 Topic 1-3参照）などの報告からも明らかなように，認知因子，社会因子，感情因子によって影響を受けることが示されており（Rietveld & Brosschot, 1999），群集心理による症状の連鎖などの報告もある。一方社会文化的な差も報告されており，アジア圏では，他の文化圏より，心因性の身体症状の訴えが多い（Chun, Enomoto, &

5-4 兆候への気づきと対応

病院を選んだ理由（外来）

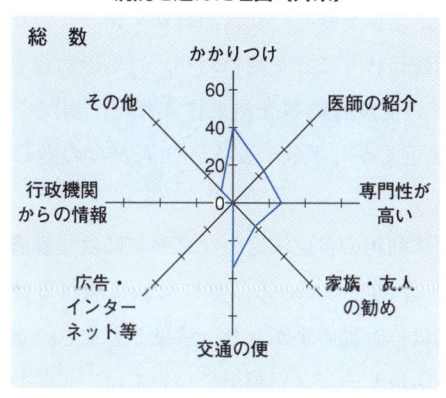

総数

かかりつけ／その他／医師の紹介／行政機関からの情報／専門性が高い／広告・インターネット等／家族・友人の勧め／交通の便

病院を選んだ理由（入院）

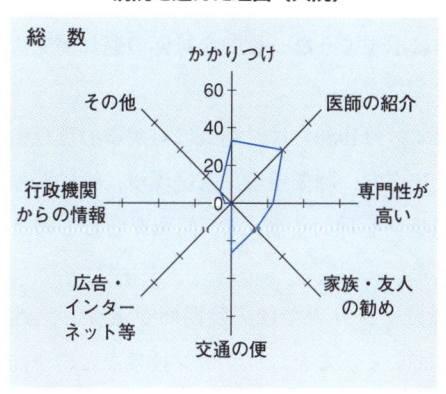

総数

かかりつけ／その他／医師の紹介／行政機関からの情報／専門性が高い／広告・インターネット等／家族・友人の勧め／交通の便

図5-3 **病院を選んだ理由**（厚生労働省「平成17年受療行動調査の概況」，2006）
　病院を選んだ理由ありと回答した患者（外来の94.7％，入院の94.1％）について，その理由を外来一入院別にみると，外来では「かかりつけ医だから」が40.9％ともっとも多い。入院患者では「医師に紹介されたから」が39.7％ともっとも多い。

Sue, 1996）とされている。

　一般的には，家族や親しい友人が最初に相談にのり，症状を解釈したり，病院に行くことを勧めたり，対処の助言をする。平成17年度の患者の受療行動調査結果によれば，病院を選ぶ理由においても20％近くが「家族・友人・知人からの勧め」を挙げている（図5-3）。

　医療サービス利用の自己決定のプロセスには，**健康信念モデル**（図3-5参照）が関与している。プロセスに関わる脅威をどの程度感じるかには，行動の手がかり，感染しやすさ，重大さの知覚が影響する。医療サービスの利用については，年齢や性による差が見られ，年齢群では子どもと高齢者，性別では女性において医療サービスの利用が多いことが示されている（NCHS, 2000）。一方では図5-4に示すような一般的な対応の遅れが発生する可能性が想定される。

　デ・ロガティス（1986）は，病気に対する心理社会的適応について，健康ケア志向，職業環境，家庭環境，性的関係，拡大家族関係，社会環境，心理的苦痛，の7側面を含むものと捉え，測定尺度を構成した。

　1980年代以降アメリカでは入院期間が減少し，外来治療が基本となってきている。また，ワクチン投与などの予防的な医療サービスの利用が増加している（US Dept of Health and Human Services, 2005）。また，健康関連の財団が個人の疾病情報や健康情報を管理し，状態の急変など必要な場合にブレスレットやペンダントに記されたID番号やヘルスキーを用いて医療者がすぐその情報にアクセスし，適切な対処を迅速に行うことを可能にするシステムがアメリカで普及しているが（Medic Alert），個人情報

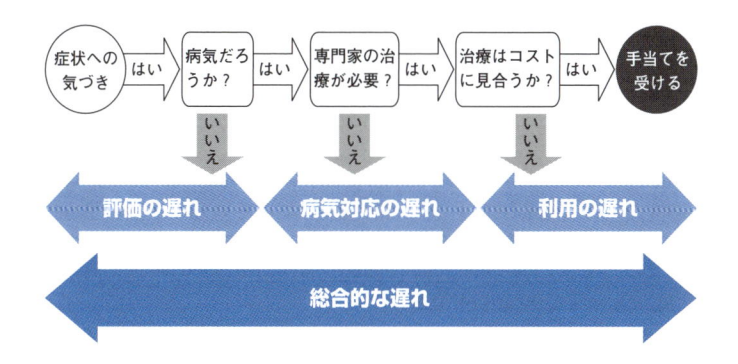

図5-4 治療の遅れの図式（Safer et al., 1979）

Topic 5-1　インターネットによる医療情報サービス

　ITの普及により，アメリカでは医療に関しても，政府，医師会，大学，研究機関をはじめとして多様な機関が情報を提供している。医療機関では，個々の病院単位ではなく広域医療圏統合ネットワーク（IHN；Integrated Healthcare Network）として膨大な医療情報が無料で提供されている。サイトにアクセスすることにより，疾病情報や健康評価，医療者に伝えるべき情報などが簡単に入手でき，ヘルスサービスとしての利用価値が高い。これらの簡便なサービスの活用により，評価の遅れや病気対応の遅れが大幅に改善される。

保護の問題などの課題がある。

5-5 患者と医師との関係

医師との関係は患者にとって生命や健康に影響する重要な問題と言える。信頼関係が構築され，コミュニケーションが円滑に進み，相互の情報がきちんと把握されれば，医師は適切な診断や治療の選択をすることができ，患者の治療意欲は高まる。しかし多くの患者は，医師との不快な関係を経験している。7割の医師は，患者が話し始めて18秒以内に口をはさんで遮ると報告されている（Beckman & Frankel, 1984）。

とくに日本の場合，患者対医師の関係は，**パターナリズム**（父権主義的態度）が顕著といえる（図5-5参照）。足立（1994）は「医師は患者に対して援助者といった謙虚な態度で接するのではなく，封建的主君のごとき権威者として望み，患者はそれに対して当然のごとく忠実従順に屈服すべき進化や従者とみなして接していると言ってよい」と述べている。しかし，最近，日本でも**医師ー患者関係**の重要性が認識されるようになり，医学教育にコミュニケーションスキルや面接技法の強化を目的とする医療面接の学習が含まれるようになった。

医師ー患者間のコミュニケーション行動は，**情緒的行動**（社会ー情動的行動：care志向）と**手段的行動**（課題焦点型行動：cure志向）に分類される（Ong et al., 1995）。情緒的行動は，励まし，リラックスした態度，親しみのある態度，オープンで誠実な態度などを含み，医師と患者の間に良い関係を築き維持することを目的とした行動である。

手段的行動は，治療や検査の決定，手術，薬の処方，情報提供，

5-5 患者と医師との関係

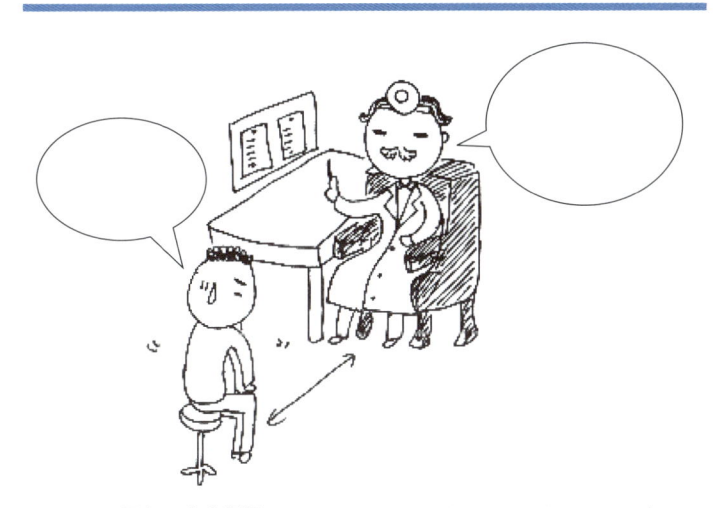

図 5-5 医師―患者関係（イラスト：桜美林大学 3 年田口直子, 2006）
病院で診察を受けたときを思い出してせりふをいれてみる。

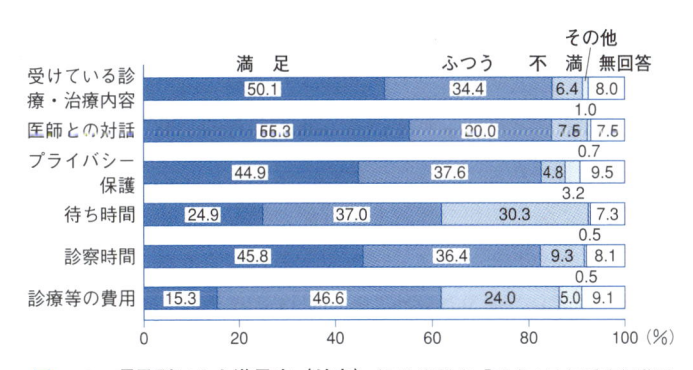

図 5-6 項目別にみた満足度（外来）（厚生労働省「平成 17 年受療行動調査の概況」, 2006）
「受けている診療・治療内容」「医師との対話」は,「満足」が50％を超えているが,「待ち時間」「診療等の費用」は満足度が低く, 不満が多い。病院の種類による顕著な差はみられない。

助言,指示,など医師の専門性の基盤と言える。医師の情緒的行動や態度と患者満足度の関連を示す研究は数多い。医師の温かさ,熱心さ,共感性,親しみやすさや,患者の個人的な関心や心配に対する医師の配慮などは患者満足度を高めると報告されている(図5-6参照)。これに対して医師の脅威的,支配的,権威的態度や,診察中の医師と患者のネガティブな感情の表出などは,患者満足度を低下させる作用が示された。医師の手段的行動と情緒的行動の患者に対する影響力のちがいについては意見が分かれる。情緒的行動のほうが患者に与える影響力が大きいとする研究がある。

医療は専門性の高いサービスであるため,これまでは提供されるサービスの内容は医師の判断によるものとされていた。しかし,近年になって,**インフォームドコンセント**(説明と同意)についての認識が広まり,患者から,自らが受ける医療サービスの内容理解と,選択の要求が高まっている(図5-7参照)。近年欧米では,患者に対するコミュニケーションスキル教育の研究が蓄積されつつあり,患者側のスキル向上により情報交換が改善し,診療の質が高まることが示されている(Bruera et al., 2003)。

患者のアドボカシー(権利擁護)の課題として,ニーズを明確にすること,医療情報の理解と選択能力をもつこと,主張を貫くこと,医療者・患者・企業・行政などの効果的連携,患者の立場からの医療向上の提言などの5つが挙げられている(高柳・仙波,2003)。

5-6 コンプライアンス(アドヒアランス)

医療者の指示に対する患者の遵守を**コンプライアンス**と呼ぶ。
投薬は重要な治療手段である。近年,患者の薬に対する知識・

5-6 コンプライアンス（アドヒアランス）

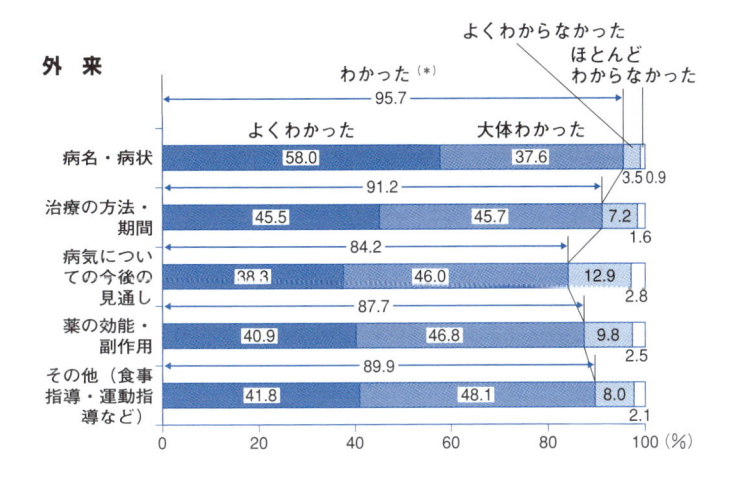

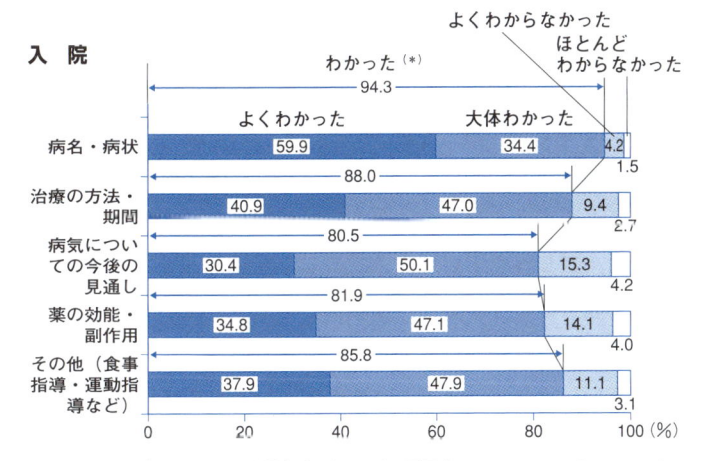

外来

わかった(*) 95.7
よくわからなかった
ほとんどわからなかった

説明内容	よくわかった	大体わかった		
病名・病状	58.0	37.6	3.5	0.9
治療の方法・期間 （91.2）	45.5	45.7	7.2	1.6
病気についての今後の見通し （84.2）	38.3	46.0	12.9	2.8
薬の効能・副作用 （87.7）	40.9	46.8	9.8	2.5
その他（食事指導・運動指導など） （89.9）	41.8	48.1	8.0	2.1

入院

わかった(*) 94.3
よくわからなかった
ほとんどわからなかった

説明内容	よくわかった	大体わかった		
病名・病状	59.9	34.4	4.2	1.5
治療の方法・期間 （88.0）	40.9	47.0	9.4	2.7
病気についての今後の見通し （80.5）	30.4	50.1	15.3	4.2
薬の効能・副作用 （81.9）	34.8	47.1	14.1	4.0
その他（食事指導・運動指導など） （85.8）	37.9	47.9	11.1	3.1

図 5-7 **外来一入院・説明内容別にみた理解度**（厚生労働省「平成17年受療行動調査の概況」，2006）

医師から受けた説明の内容別に理解度をみると，説明を受けた者のうち「わかった（*）」と回答した割合は8割以上を占めている。

関心は高くなっているものの,薬の飲み残しや継続できないなどのノンコンプライアンスの割合も,多くの研究で20〜30％と報告されている。クレイマーとローゼンヘック（1998）によるコンプライアンスのレビューでは,身体疾患の患者の平均コンプライアンス率は76％（60〜92％）であり,精神疾患では,抗精神薬の処方を受けた患者は58％（24〜90％）,抗うつ薬の処方を受けた患者は65％（40〜90％）服薬をしていることが示されている。コンプライアンスの評価方法が異なるものの,精神疾患の患者の服薬コンプライアンスは低い傾向が見られている。ノンコンプライアンスに影響する因子として,疾患知識の欠如,副作用への恐れ,重要他者の意見,ネットでの情報,方法の簡便さが重要であると考えられている。コンプライアンスが良すぎる場合は「良い患者は」という規範に囚われすぎていることも示唆された（長嶺,2006）。医師が,話をよく聞いてくれるだけで,説明・処方に対する患者の記憶やコンプライアンスが上昇すると報告されている（Hazen-Klemens & Lapinska, 1984）（図5-8参照）。

コンプライアンスを高める医師の情緒的行動や態度としては温かな態度,親しみやすい態度,励まし,冗談を言って笑うなどの緊張を発散するような態度,権威的であっても温かく,患者の考えを考慮すること,非科学的な会話をすることが明らかになっている。反対にコンプライアンスを低下させるものは,ネガティブな情緒と堅苦しさ,怒りっぽくイライラした態度などがある。医師や患者がネガティブな感情を表出することも,コンプライアンスを低めることが示されている。

近年は,患者を医療者の指示に従うべき受身的な立場ではなく,治療に積極的に参加し,医療者の援助によって治療方針を選択し

5-6 コンプライアンス（アドヒアランス） 133

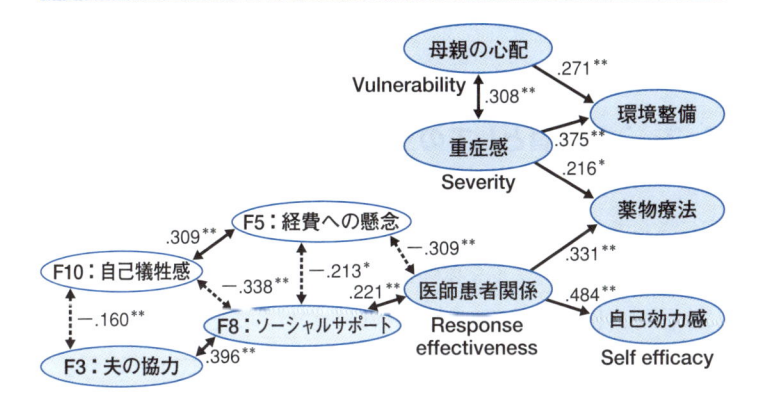

図5-8 アトピーのコンプライアンスモデル（Ohya et al., 2001）
医療者と患者の良好な信頼関係がもっとも重要な推進力となっている。

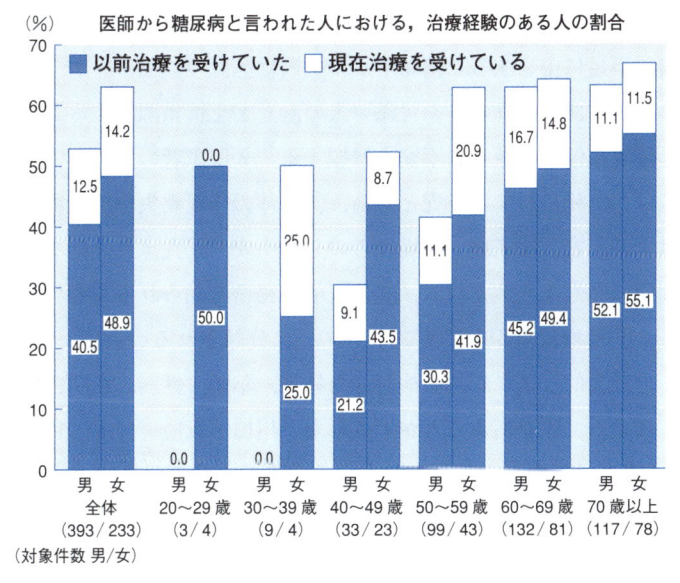

図5-9 糖尿病の医療導入の状況（厚生労働省「平成14年度糖尿病実態調査報告」，2004）

ていく能動的な立場として捉える**アドヒアランス**という考え方が浸透しつつある。

5-7 入院患者としての立場

多くの場合，各個人にとって**入院**治療は，生活を激変させ，不安にさらされながら患者という名前の社会的役割を担うことを強いられるストレスフルな体験と言える。患者は医療者の脱人格化によって，権利を重視されない扱いを受けることもある。プライバシーは制限され，規律で生活リズムが固定されて自由度は低くなり，移動などの日常的な活動を医療スタッフに依存する必要が生じる。また，検査や手術などの恐怖，病状や回復の見通し，退院後の生活についての不安が絶えない。患者のもつ不安の多くは情報不足に由来する。情報不足の主因は医師のコミュニケーション不足にあり，うわさや付添い人の話などを情報源とすることで不確実な情報がさらに不安を増幅する。入院患者の主要なストレスは，①死に対する不安と恐怖，②身体の一部喪失や機能喪失に対する不安，③家庭・職場からの分離不安，④食事や運動などの制限にともなうストレス，⑤個人的な秘密を知られることへの不安，⑥治療環境からくるストレス，に分類される（坂田，1997）。心理社会的なストレスを検討した結果，年齢，性別，在院日数などによって差があることが示された（川口・坂口・田尻，1994）。

「患者は従順であるべき」という受身的な患者役割イメージをもつ入院患者は，不満を訴えず，忍耐強く治療に協力的で，医療スタッフに「良い患者」と評される。「患者は主体的・積極的に振る舞うべき」という患者役割イメージを持つ患者もいる。このような患者の中には，非協力的で不平が多く，過度に依存的で感

5-7 入院患者としての立場

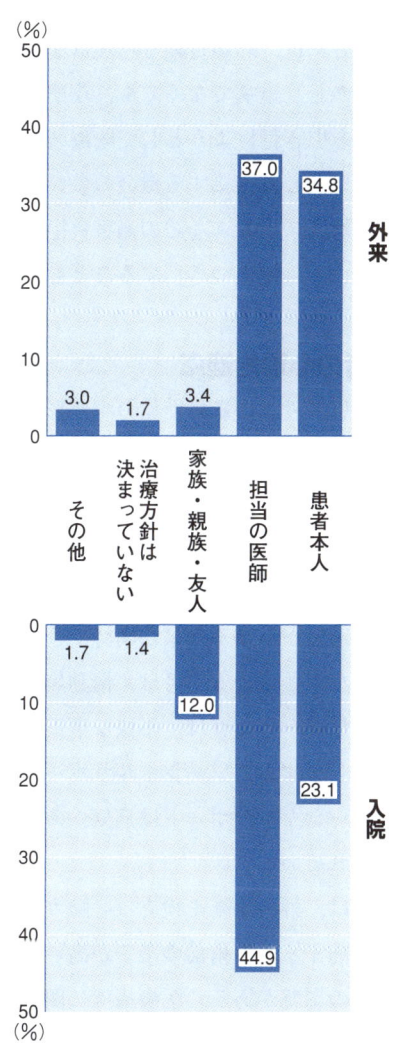

(%)

外来グラフ:
- その他: 3.0
- 治療方針は決まっていない: 1.7
- 家族・親族・友人: 3.4
- 担当の医師: 37.0
- 患者本人: 34.8

入院グラフ:
- その他: 1.7
- 治療方針は決まっていない: 1.4
- 家族・親族・友人: 12.0
- 担当の医師: 44.9
- 患者本人: 23.1

図 5-10 外来ー入院別にみた治療方針の決定者（入院患者の自己決定は低い）(厚生労働省「平成 17 年受療行動調査の概況」, 2006)

情的なタイプがおり，医療スタッフに「問題のある患者」とされる。病気が重い場合には，問題行動も無理はないと理解され，受け入れられる。しかし，重病でなくても，攻撃的・自己中心的な行動で自分に注意を引き付けようとして医療スタッフに問題視される患者もいる。患者と直接接する機会の多い医療スタッフはとくに責任が重く，対人ストレスなどの過重負担のために精神力を消耗し，バーンアウト（燃えつき）することも多い。

5-8　入院患者の心理的適応

多くの患者は，患者役割の影響で無力感が形成され，自分は何もできないと思いがちである。患者が病院の環境に適応してストレスや不安を軽減するには，問題焦点型コーピングや，情動焦点型コーピングが有効である。問題焦点型コーピングは，情報収集や医療者に鎮痛剤を依頼するなど，問題解決のための方略を積極的にとる方法で，適応が早まる効果が期待できる。ストレス因を変えることができないと考える患者は，情動焦点型コーピングを用いる。情動焦点型コーピングは，不快な事実を否定して気分を調整する，気晴らしをする，ソーシャルサポートを求める，などの方法である。ソーシャルサポートは病気への適応や回復に有効であることが示されている。

入院患者の不安は，外科手術や検査（心臓カテーテルや内視鏡検査など）の前に高まる。手術前の不安が高い患者は，手術後の回復が遅れるなどの影響がある。医療措置に関する不安を軽減するには，患者の行動・認知・情報の3側面に対する統制感を高める心の準備が有効な方法の一つである（高橋ら，2005など）。不安軽減の例としてラマーズ法（心理的無痛分娩法）による出産がある。

Topic 5-2　ターミナルケア

　人間の命は有限であり，延命治療には限界がある。どのように死を受け入れるかについては，早期から，命の大切さと喪失体験への理解と悲嘆教育を含む死への準備教育が必要とされている（Deeken, 1996）。末期状態の患者の精神状態は，否認と隔離，怒り，取り引き，抑うつ，の5段階に分類され（Kübler-Ross, 1998）これらの精神的反応に留意した支援の必要性が示唆されている。終末期をどのように過ごすかは，患者，および患者を取り巻く家族・友人にとって，大きな問題であり，医療的・心理学的な課題と言える。死に至るまでの6カ月間は**ターミナルケア**のもっとも重要な対象とされている。症状に関する治療行為だけでなく，精神的支援をはじめとする生活全般にわたる配慮と対応が必要とされている。ターミナルケアは，患者とその家族に安寧，幸せ，満足，をもたらす全人的救済が，最終的な目標と言える。ガン（悪性腫瘍）またはエイズ（後天性免疫不全症候群）の末期状態の患者を受け入れるホスピス　緩和ケア病棟では，痛みなどの辛い症状や精神的苦痛をチームでケアする。ここでは終末期のケアが充実しており，ケアに対する家族の満足度が高く，グリーフワークも順調に進む。配偶者を亡くした後の生活満足度は妻より夫のほうが低いことなどが報告されている（山田ら，2004他）。しかしホスピスでは差額ベッド代など高額の医療費負担が必要となる。本人と家族が希望し，訪問スタッフと主治医の連携をとることが可能な場合在宅ホスピスケアが可能となるが，多くの場合，症状コントロールに関する不安から，実際の活用は限定されている。

患者の心理と行動について，高柳・仙波（2003）では，退行，自己中心性，意識野の狭窄性，連想，社会性，不安と恐怖，といった先行研究に基づく心理的特徴は，症状の改善に必要なものとみなされている。退行があることによって十分な休養をとることができ，自己中心性や意識野の狭窄があることが，自分が治ることへの集中した専念が可能となる。また，社会性への要求は，新しい環境への心理的適応に必要であり，不安は十分な情報希求をもたらす。

5-9 入院患者が子どもの場合

疾患，とくに慢性疾患の子どもへの影響には，2次的な心身への影響（心身反応），心理的な成長への影響，社会生活への影響が挙げられる（山下ら，1994）。心理社会的問題には，病児の年齢・発達段階，親の対処能力，子どもの理解などの子どもの側の要因と，発症年齢，疾患の予後・経過・機能障害の有無，生活制限の有無，治療方法などの疾患に関する要因がある（石崎・小林，2002）。乳幼児期の問題は，入院によって保護者との分離を強いられることや，行動制限により，自由な遊びが妨げられること，治療による生活制限のもとに基本的生活習慣の獲得が遅れることが課題となる。学童期では，学習の遅れや学校への復帰など学校生活に関する問題がある。年齢が上昇すると，統制感の低下，状況や疾病への理解の深化による不安の上昇，友だちとの交流が制限されることによる孤立感などの問題も大きくなる。思春期から青年期では，手術や薬の副作用による身体像の変化が自己概念を歪めること，対人関係が限定されること，進学・就職・結婚といった社会生活に関する展望を持ちにくいことなどの問題が生じる。

Topic 5-3　病院における健康心理士の援助

　心理の専門家が病院に参入し，支援することが近年，求められるようになってきている。入院時の適応，手術や検査の前の不安の軽減，疾患を受け入れていく過程，リハビリテーション，退院後の治療計画のための援助へのニーズは高いと言える。高橋ら（2005）は，内視鏡検査前の患者に心理的介入を行い，不安の抑制効果を示唆している。医師から提供される医療情報は患者には難しい場合が多い。このとき，健康心理士が介在し医療情報を解釈して教える咀嚼機関の役割を果たすことにより，患者は十分に情報を把握し，医師とのコミュニケーションがスムーズになり，医療を信頼して積極的に参加することが可能になると考えられる。岡堂（2000）は，患者がはじめて経験する医療手順について，あらかじめ十分な情報を与えられ，予期されるいくつかの行動を事前に試みるメンタルリハーサルの経験を評価している。その他，患者に関わる医師の診断やカウンセリングのための助言，患者のニーズに合わせた心の準備の仕方の計画・評価，患者が治療計画をこなしていけるための援助，退院後のセルフケア行動・生活習慣改善のプログラム作成，患者家族の心理的援助，退院後の就労，リハビリテーションの援助などにおける心理職の役割が期待される。石原（2002）は，心臓リハビリテーションにおいて，医療・栄養・運動・心理の各専門家のチーム作りによる効果をあげ，その重要性を提唱している。

　病院の中に心理職のポストが確保されている日本の病院は多いとは言えない現状であるが，上記のニーズが病院における健康心理士の活動の場の提供につながることが期待される。

小児医療では，子どもは将来，疾病を克服あるいはコントロールして社会生活に復帰し，できる限り健常な状況で成長・発達・成熟を遂げるという長期目標を前提とする必要がある（谷川ら，2004）とされている。

また，子どもの疾患は，家族への影響も大きい。とくに慢性の疾患の場合，両親は，不安や，経済的負担，疲労，社会生活の制限，不和などの問題を生じやすい（山下ら，1994；駒松ら，1996など）。親子関係にも問題を生じやすく，拒否的になる，溺愛し自立を妨げるなどの問題が起こりうる。

子どもの入院患者のコーピングを援助するためには専門の知識を持った医療スタッフによる対応や，院内学級や行事など子どものための特別なプログラム，家族への支援を配慮する必要がある。1980年代からオランダを中心に小児病棟へ**クリニクラウン**（臨床道化師）を派遣する試みもひろがっている。

参考図書

津田　彰（編）(2002). 医療行動科学のためのカレント・トピックス　北大路書房

　具体的な説明が豊富に含まれている。

根村直美（編著）(2005). ジェンダーと交差する健康／身体　健康とジェンダーⅢ　明石書店

　女性の健康について多面的な視点から検討されている。

木村登紀子（1999）. 医療・看護の心理学——病者と家族の理解とケア——　川島書店

　患者と家族の視点から疾病を心理学的に捉えている。

痛みとその対処 6

　痛みさえなければどんなにいいかと感じることはないだろうか。痛みは辛く憂うつな気分にさせ，楽しむ力も考える力もひいては人間性さえも奪ってしまう。痛みを感じないことは生命の維持にとって極めて危険なことであり，痛みによって，自分の身体によからぬことが起こっていると自覚できる重要なシステムだと知っていても，痛みを避けたいと人は思い続けてきた。アルバート・シュバイツァー博士は「痛みは死そのものよりも恐ろしい暴君だ」と述べている。

　痛みの体験はストレスに満ちた出来事でありながら，痛みは知覚し体験するときにのみ存在する極めて主観的なものである。痛みは体験しているときの情動的状態，社会的状況などそのときの状況に大きく左右される。さらに痛みがあるかどうかによって医学的な治療行動や生活習慣改善のための行動が変化する強力な影響要因である。

　本章では痛みとは何か，痛みを感じるメカニズム，そしてその対処法について学ぶことにする。

6-1 痛み研究の背景

アメリカでは，1990年代後半の調査結果によってひどい慢性痛に悩まされている人の割合が成人人口の9％にのぼっていることが明らかになった。さらに無効な治療やドクターショッピングなどの医療費の浪費，就労困難などをあわせると，年間9兆円が費やされていることが判明した。そこでアメリカ議会は2000年に「痛みの10年」宣言を採択し，痛みをめぐるさまざまな問題に対して国家的規模で取り組むことを表明した（Topic 6-1）。医師の再教育をはじめとして，痛みを体温，血圧，心拍，呼吸数とともに5番目のバイタルサインとして評価することを決定するなど，さまざまな対策を講じてきている。わが国でも慢性疼痛保有率は13％を超えており，その80％近くが自分の痛みは適切にコントロールできていないとされる。しかし，これまでのところ日本における痛みへの取組みは進んでおらず，今後幅広い対応が必要な分野と言える。

6-2 痛みとは何か

痛みとは何かということについては，古代ギリシャのアリストテレスの時代から議論されてきた。アリストテレスは，痛みは情動であるとし，デカルトは感覚だとした。一般に痛みは，骨折やけがなど身体の組織が損傷した場合に生じると考えられるが，痛みの原因が見つけられない場合もある。そこで国際疼痛学会は1986年に痛みを「実際の組織損傷，あるいは潜在的な組織損傷と関連した，またはこのような組織損傷と関連して述べられる不快な感覚的，情動的体験」と定義した。つまり不快な情動体験があれば，組織の損傷が検出できない場合も痛みに含めたのである。

Topic 6-1 「痛みの10年」

　2000年，アメリカ議会は「痛みの10年」(Decade of Pain Control and Research) を採択し，国家的規模で痛みをめぐる諸問題に取り組むことを表明した。

　ロゴにはデカルトの『人体の記述』の中の図がモチーフとして用いられた（図6-1）。デカルトによる痛みの説明は次のようなものである。もしたとえば，火（A）が足に近づくと非常な速さで動く火の微粒子がそれが触れる皮膚の点を動かす力をもっている。これは皮膚の点に付着したデリケートな紐（c-c）を引っ張ることを意味し，このデリケートな紐の終わる孔（d-e）を同時に開くことになる。それはあたかもロープの端を引っ張ると，他端にぶら下がった鐘を同時に打つのに似ている。

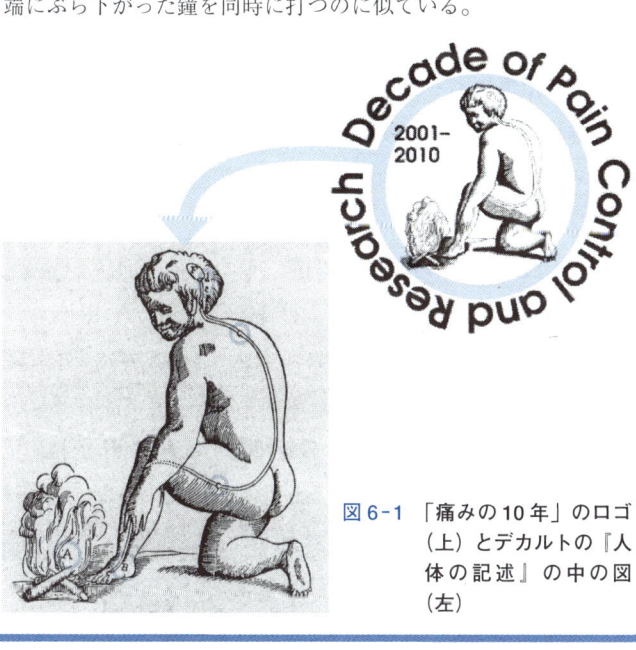

図6-1 「痛みの10年」のロゴ（上）とデカルトの『人体の記述』の中の図（左）

痛みの質と大きさ

痛みの感覚は一定ではなく、質も大きさも異なる。痛みは組織損傷の大きさや生理的活動の大きさだけでは判断できない主観的経験である。そのため、患者の痛みの表現が重要になってくる。痛みの研究者メルザックは患者の使う痛みの言語表現を感覚的、情動的、評価的という3カテゴリーに分類した。日本独特な痛みの表現として、ずきずき、しくしくといった擬音語による表現、締め付けられるようにといった「何々のように痛い」という状況や経験から痛みの性状を想像させる表現、涙が出るほどという「何々ほど痛い」という程度を示す表現がある（外，2005）。このような表現が痛みの質や程度を表現していると言えるだろう。

痛みの知覚

筋肉に対する圧迫、熱刺激、冷刺激などの侵害刺激が加わったり、組織の損傷による炎症が生じると、体中に張り巡らされている末梢神経の末端にある侵害受容器で感知される。その興奮がインパルスと呼ばれる神経刺激となり神経線維を通り、脊髄に伝えられる（半場，2004）。

痛みは、皮膚などの表在痛、関節・筋などの深部痛、内臓痛の3つに分けられる。痛みを伝える神経線維であるA-delta線維は、限局された鋭い痛みをニューロンにインパルスをすばやく伝達する神経線維である。C線維は、拡散的で鈍くずきずきするような痛みをゆっくりと伝達する無髄線維である。A-delta線維の信号は、視床を通り大脳皮質に伝わるが、これは鋭い痛みにはすばやく反応することが必要なためと考えられる。一方、C線維の信号は、脳の広い部分に伝達される（図6-2）。

特殊な痛みとして、身体損傷が見られない痛みがある。**神経痛**、

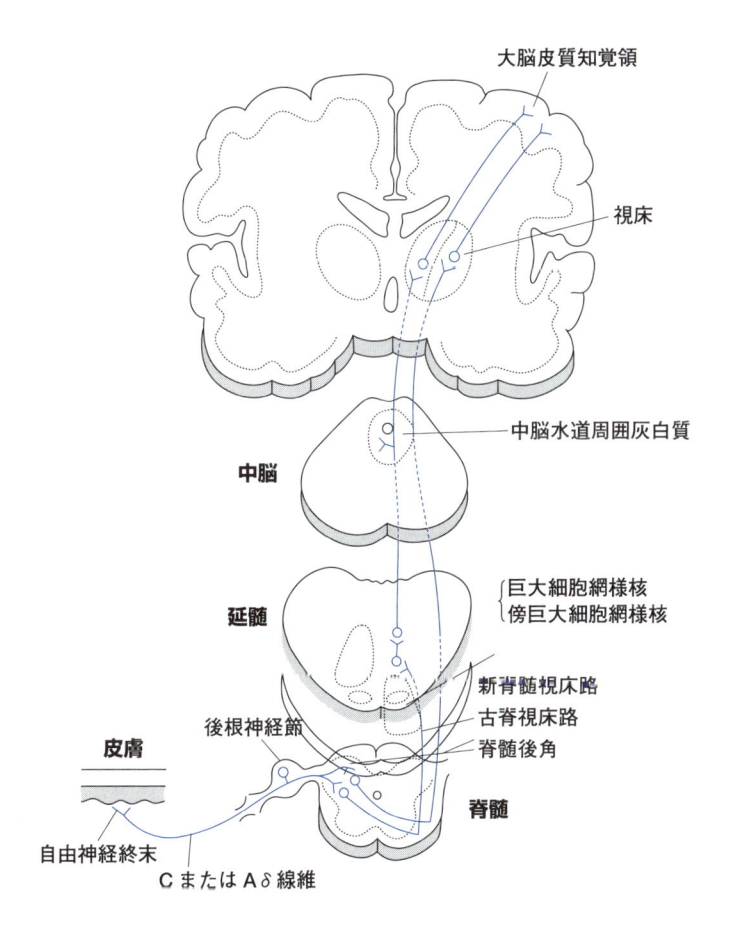

図 6-2 痛みの神経路（模式図）（日本化学会，1992）

カウザルキー，幻肢痛である。神経痛は神経に沿って頻発する激しく刺すような痛みの病気であり，突然発病する。カウザルキーは，頻発する激しい痛みで，「腕が熱いストーブに押し付けられているようだ」などという強烈な痛みである。幻肢痛は切断手術を受けた人が切断されてなくなった手足に痛みを感じるもので，切断手術後，何年にもわたって激しい痛みを訴えることもある。

急性的な痛みと慢性的な痛み

何らかの刺激によって侵害受容器が興奮し，その信号が脳に伝わり痛みとして感じるというのが**急性的な痛み**（**急性痛**）である。この急性的な痛みは，手の怪我や特定可能な組織の損傷の結果であり，一方，慢性痛は急性痛が長期化したものというだけはなく，組織の損傷が治癒した後でも正常時にはまったく痛みを起こさないものにも痛みが生じる場合もある（表6-1）。

慢性的な痛み（**慢性痛**）の発生メカニズムは複雑で，未解明の部分が多い。慢性痛の発症として有力視されているのは，神経回路の可塑的変容である。痛み信号が長期間持続的に発せられると，神経回路が可塑的変容を起こし，痛みの原因が治癒しても神経回路に一種の記憶として残り，痛み信号を発し続けるとされる。慢性痛を作り出さないためには，痛みを放置せずに警告信号の痛みをいかに早く取り除くかが重要と言える。

6-3 痛みの理論

痛みの古典的理論

痛みの理論としてもっとも古典的なのがデカルトによる理論である。彼は，感覚は刺激の精神的再現以外の何ものでもないとして，痛みのシステムを皮膚から脳へ直接つながるチャンネルとい

表6-1 急性痛と慢性痛の違い

急 性 痛	慢 性 痛
発症後，約3カ月以内	急性痛の長引いたもの（発症後，約3カ月以上）／慢性痛症
本来の警告の役割	警告の意義なし
疼痛強度と障害の程度が比例	疼痛強度は障害の程度と無関係
脈拍増加，血圧上昇，血管収縮，呼吸促進，筋緊張，活動的体勢	不眠，食欲不振，疲労，インポテンツ，活動性低下
不安	抑うつ
治れば全く後遺症を残さない	痛み自体が病気

う考えを提唱した（Topic 6-1参照）。この考えを洗練したのが，フォン・フライで1894年に痛みの固有性理論を提唱し，痛みをはじめとして接触感，温感などの感覚には，それぞれ固有の感覚受容器が存在すると仮定した。同じ時期に，ゴルトシュナイダーの痛みのパターン論も提唱し，痛みの経験は神経インパルス・パターンの中枢神経系による符号化であり，フォン・フライの言うような単なる痛み受容器と痛み部位の個別の結合の結果ではないと主張した。これらの理論を支持する研究者も多かったが，痛みを知覚させる生理学的メカニズムのある部分は説明できても，どちらの理論も説明できない実際の所見も多く，新たな理論が求められた。

痛みのゲートコントロール理論

1965年にメルザックとウォールによって提唱されたのがゲートコントロール理論である（図6-3）。痛みは，脊髄から脳に痛みを伝えるニューロンの活動は末梢から太径と細径求心神経のシナプス前部における相互の干渉によって生じるとされる。その際，神経系にゲートがあると想定して，さまざまな要因によってそのゲートが開いたり閉じたりする。ゲートが開かれると痛みのメッセージが脳に伝わり，閉じられると脳に伝達されず痛みは感じられない。この理論は，痛みの知覚過程に含まれる多くの心理的，生理学的なメカニズムを適切に取り入れようとし，心理学的諸要因の果たす役割を重視している。このモデルは実証的証拠によって支持されてはいるが，実際の詳細なメカニズムはよくわからないというのが現状である。

6-3 痛みの理論

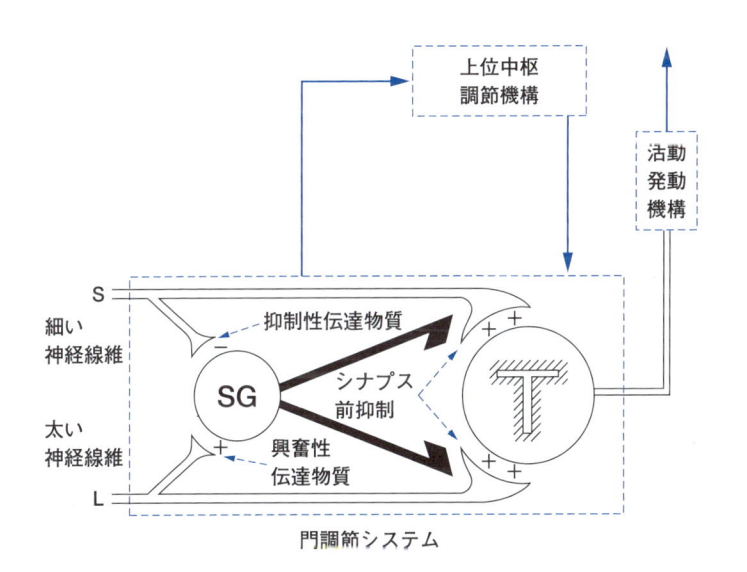

図 6-3 ゲートコントロール理論の模式図 (岡堂ら, 2000)
SG：脊髄－関門操作メカニズム。T：脊髄伝達細胞。ウォールとメルザックによって 1965 年に提唱された理論で，新しい痛み研究の発展につながった。

6-4 痛みの知覚への心理的要因

痛みにはどのような心理的要因が関連しているのだろうか。第2次世界大戦中，野戦病院で負傷した兵士を観察したビーチャーは，痛みに対して**心理的要因**が大きな役割を果たすことを報告した。深刻な傷を負った兵士のほとんどは鎮痛剤をほしがらず，受けた傷が小さい兵士のほうが痛みを多く訴えたのである（図6-4）。戦争という文脈の中で重傷を負うことは苦痛ではなく，戦場を離れて生きて帰れる安心につながる。同様な結果が，古典的条件づけで有名なパヴロフの実験からも推測される。彼は，イヌの条件刺激をベルではなく電気ショックにすると，条件づけが進むにつれ電気ショックに対し痛みの行動ではなく，イヌが尾を振りよだれを流すといった肯定的な反応を示したと報告している。これらのことから，痛みの程度には痛みをどう意味づけるかが関連していることがわかる。

痛み行動は，性別，文化的要因にも関連している。**性別**によって痛み経験は異なり，男性は背部痛，心臓などの痛みを多く訴え，女性は関節炎，偏頭痛，カウザルキーの発生率が高いとされる。アメリカにおける歯科手術後の痛みの訴えはアフリカ系アメリカ人がもっとも多く，さらにいずれの人種においても女性のほうが多く痛みを訴えた。この**文化的違い**について詳しくは明らかでないが，受けられるソーシャルサポートや金銭的影響の違いなどによるのではないかと考えられている。

痛みは**学習**されるものとも言われる。先行刺激との条件づけによって痛みが繰り返された結果，慢性痛となる可能性が示されている。たとえば，偏頭痛の患者は，痛みの前にめまいのような症状を体験することが多いが，これらの症状によって条件づけられ

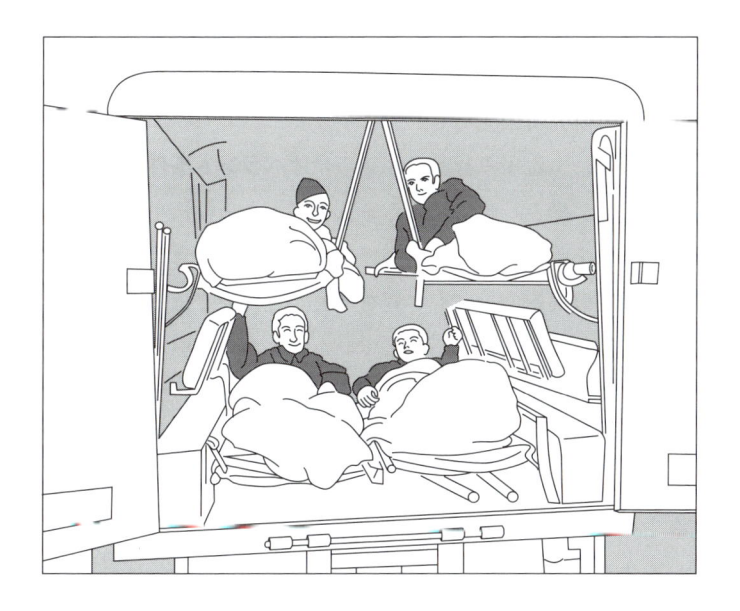

6-4 痛みの知覚への心理的要因　　　　　　　　151

図 6-4　戦場で負傷した兵士たち
負傷した兵士たちは家に帰れると知ると痛みが低下する。

痛みを知覚するようになることが考えられている。偏頭痛の人々は，吐き気がする，ずきずきするなどの痛みと関連した言葉を聴いただけでも，偏頭痛でない人よりも強い身体的反応を示す。したがって，慢性的な痛みをもつ人は，低いレベルの不快な状況に気づきやすく，強く反応することを学習している可能性がある。図6-5はスターンバックら（Sternbach et al., 1973）による下背部に急性的痛みを感じる患者と慢性的痛みを感じる患者のMMPIを比較した研究結果である。

　条件づけによる痛み行動は，さらに**オペラント条件づけ**で強化され続ける。痛み行動に対する家族や友人から愛情やケアなどの社会的強化を受け，痛み行動が増加する可能性も考えられる。実際，慢性皮膚疾患の子どもと親を観察した研究では，子どもが皮膚を引っ掻くほど親が世話をしていたことから，引っ掻かないでいるときに世話を多くすると，子どもの引っ掻き行動が減少した。このように痛み行動や痛みの感じ方は，過去の経験に大きく影響される。子どもの頃の経験や親の反応によって，子どもは自分の痛みやケガの重大さを解釈し，痛みを学習すると言える。痛み行動に対する周囲の対応が，患者の依存度を増加させ，活動性を減少させ，その結果身体能力が低下し，痛みがさらに進行することが考えられる。それとともに患者の自尊心や自己効力感も低下していくといった問題も生じる。

　情動と痛みとの関連も指摘されている。慢性的な痛みをもつ患者は他の人に比べ，高いレベルの怒り，恐れ，悲しみを感じているとされる。個人内でも，不安レベルが高くなるほど，痛みが強くなることや，不安なし条件に比べ，不安あり条件では痛みが強いことが明らかになっている。その他に高い不安を感じている患

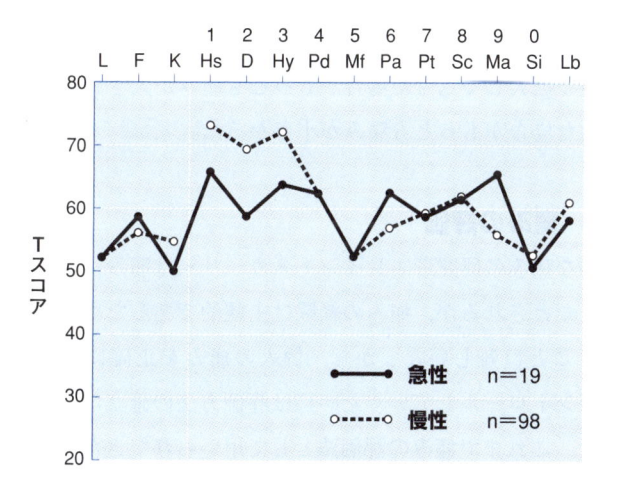

図 6-5 下背部痛（いわゆる腰痛）の急性患者と慢性患者の MMPI プロフィールの比較（ギャッチェルら，1992）
主な差は，Hs：ヒステリー，D：抑鬱症，Hy：心気症の 3 臨床尺度で生じた。

者は実際に経験した痛みより予測した痛みのほうを記憶してしまう。さらにストレスの後に頭痛が起こりやすいこともわかっている。

痛い部位への**意識**によっても痛みの程度が変化する。生理学者ケネットら（Kennett et al., 2001）は，痛み刺激を与えるときに，痛み刺激を見せた場合，拡大鏡で拡大して見せた場合，見せないで他に注意をそらせた場合で，痛みの程度を比較した。その結果，拡大鏡で拡大して見せた場合がもっとも痛みが大きく，他に気をそらせた場合がもっとも痛みが小さかった。

6-5 痛みの評価

著名な痛みの研究者エレイン・スカーリーは痛みに言語はないと言ったとされるが，痛みの経験は主観的であるため，痛みを**評価**することは難しい。しかし，個人の痛みを正確に判断し，管理・コントロールしていくためには評価方法の確立が重要となってくる。これまで**痛みの評価法**として用いられてきた方法は次のようなものである。

生理学的測定

痛みは情動的反応を引き起こすことから，情動的喚起に関連する自律反応を痛みの指標として評価しようと試みられてきた。これまで用いられたのは次のような**生理的指標**である。

1. 筋電図検査による筋肉の緊張が痛みの指標とされた（**図6-6**）。とくに腰痛について検討され，痛みと関連して異常な活動パターンがあることを示す結果が示されてきた（Wolf et al., 1982）。しかし，筋電図で測られる筋緊張が痛みの確実な予測とはならず，信頼性，妥当性に問題があるとした批判もなされている。

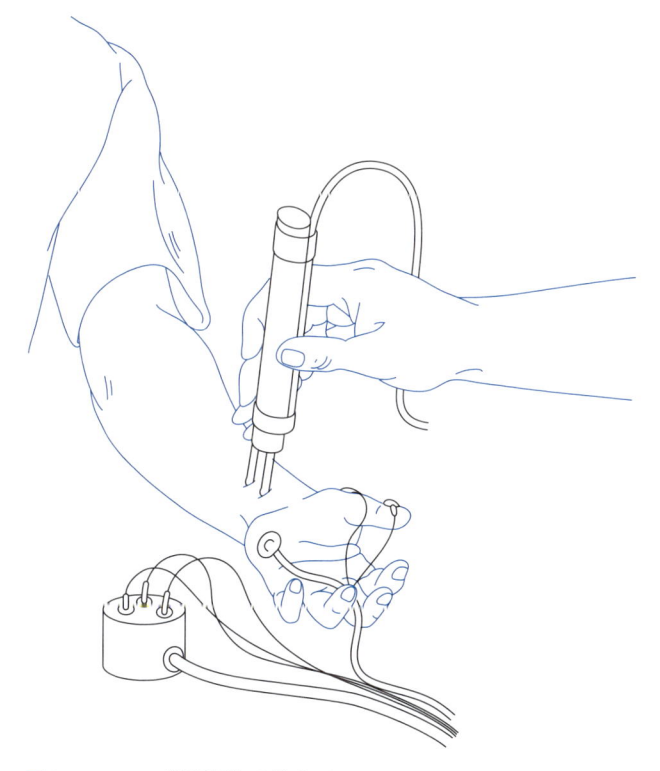

図 6-6 EMG（筋電図）の検査（Health Information Translations）
電気信号で測定し，神経の損傷や筋肉，神経の病気を調べる。図は皮膚の上から筋肉にピン状の電極を通し，筋肉からの電気信号を測定している。

2. 心拍，過換気，側頭動脈の血流量，皮膚電位反応（GSR），手の皮膚温，指の脈拍量などの自律神経系の反応が，痛みとして評価しようとされてきた。しかし，これらの指標と痛みとの関連性を示すことができたのは，過換気が慢性疼痛患者と統制群で異なるとしたグリンたち（Glynn et al., 1981）の研究など，ほんのわずかである。

3. 誘発電位とは，感覚刺激に対応して脳で生成される電気信号であり，痛みも評価できるのではないかとされた。しかし，視覚や聴覚などの感覚刺激との対応は確認できるが，痛みに対しては疑問視されている。慢性疼痛患者を区別する方法としてこの手法が使用できるのではないかと主張する研究者もいるが，確認できていない。

行動的評価

行動的評価は，痛みを感じている人を観察する方法である。痛みのある患者は，顔をしかめたり，痛い部分をなでたりする。臨床場面における行動評価法としては，**UAB痛み行動尺度**があり，10項目の行動に3件法でチェックするもので看護師が朝の巡回などの際に使えるようになっている。日常生活の痛み行動評価法として，痛みと関連する行動を10程度の行動リストにして，患者の配偶者や親しい人が観察者となって観察する研究も行われている。また，フォーリックら（Follick et al., 1985）による**16の痛み行動の分類表**（表6-2）なども開発されている。それらの信頼性の問題が指摘されているが，患者の痛み経験の補足的データとはなる。

主観的報告による評価

主観的報告による評価は，痛みを感じる患者本人の自己報告で

表6-2 16の痛み行動の分類表 (Follick et al., 1985)

1. 非対称
姿勢の軸が垂直から20度傾く，運動中の体重支持不適，片側に偏する。

2. 遅い応答時間
命令ないし事前教示完了から応答開始までの潜時が5秒以上。

3. 用心深い運動
健常時に比べて，ゆっくりした注意深い運動；ばらばらな，あるいは痙攣的な運動。

4. 足をひきずる
不規則な，痛みをこらえる歩き方。

5. 支え
身体を支えるために手足や物を目立って使う；椅子，壁，身体などに寄りかかったり押し離したりして，運動を補助する；体重を支える手足に顕著に見られる緊張，硬さ。

6. 自分の身体への接触
手のひらや3本以上の指を身体に平らに当てて，身体を擦ったり圧したりする。

7. 姿勢の変動
姿勢ないしは体重の掛け方の変化。

8. 不完全な運動
動機づけに限界。運動を完遂しない。特定の運動の基準：伸ばした脚の横挙げ，60度未満，軀幹の回転75－80度未満，身体の横曲げ45度未満，仰臥からの上体起こし：垂直までの90度に達しない，立位体前屈（直立姿勢から膝を伸ばしたまま上体を前に曲げ，手の指先を足の指先につけようとする）手の平ひらが膝の下に届かない。

9. 運動の欠如
身体の各部を使わない，身体を後ろに反らさない，背筋が硬い，運動しようとしない。

10. 眼球運動
眼を回転させる；反復されるすばやい瞬き；1秒以上続けて目をつぶる。

11. 顔をしかめる
唇を噛む，歯ぎしりをする，口を歪める。

12. 話し方
単調，平板。

13. 痛みの言明
痛みと直接的に結び付いた言明，痛みの苦しさを声に出して言う，痛みから逃れようとして言葉が思わず出る，痛みの医療について語り合う。

14. 不自由の言明
無能力や損傷について語る，無力なことを表に出す，ためらいを声に出して言う，あるいは課題遂行に必要な能力を尋ねる。

15. 音声
うめき声，うなり声，ぶつぶついう声などの，ことばとは別の際だった発声。

16. 痛み軽減の方策
経皮性の電気的神経刺激（TENS），杖，脚または背中への支持具，松葉杖，その他。

ある。痛みの評定尺度のもっとも簡便なものは、もっとも大きな痛みからもっとも小さな痛みまで、100点あるいは10点満点から1点までの範囲で評定してもらう方法がある。同じく、**視覚的アナログ尺度**（VAS）は、直線の両端に「痛みのない状態」「想像できる範囲でもっともひどい痛み」とだけ記載された直線上のどこかに、その人が感じている痛みをチェックしてもらう方法である。信頼性の問題はないとされるが、評価が一面的であるという批判がなされている。

痛みの主観的報告としてもっとも用いられているのが**質問紙**による方法である。痛みの評定尺度の一面性を批判して作成された**マクギル痛み質問紙**（**MPQ**）は、痛みを測定する代表的な質問紙である。この質問紙は、4部構成になっている（図6-7）。すなわち、①体の描かれた絵に痛みの感じる部分に印をつける、②痛みを表現した20セットの形容詞リストについて、自分の痛みにもっとも当てはまるものを各セット1つずつ選択する、③痛みが時間とともにどのように変化したかという痛みの持続性の評価を行う。④現在の痛みの強さをもっとも弱い痛みからもっともひどい痛みまでの5件法で評価する。

このマクギル痛み質問紙は、痛みの評価尺度としてもっとも使用されている。

6-6 痛みの管理とコントロール

痛みの医学的治療

19世紀以前の西洋では、身体に木の枝を刺すなどして痛みをなくそうとしたとされる。酒やアヘンなども手術の際の痛みの緩和に用いられた。現代の**医学的治療**としては、外科的治療法、薬

第1部　痛みはどこですか

あなたが痛みを感じる場所を、下の図に印をつけて示してください。もしその痛みが身体外部のものならば印の近くにEと、身体内部のものならばIと書いてください。もし身体外部と内部の両方ならばEIと書いてください。

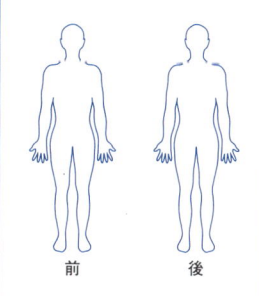

前　　後

第2部　どのような痛みですか

下に示したことばのいくつかは、あなたの今の痛みを表しています。あなたの今の痛みを表すものとして最も適切なことばをひとつだけ選んで○をつけてください。適切でないカテゴリーについては、ぬかしてください。適切なカテゴリーのなかで、それぞれ、ひとつのことばだけを選んでください。最もあてはまるひとつのことばだけです。

1	2	3	4
ちらちらする ぶるぶる震える ずきずきする ずきんずきんする どきんどきんする がんがんする	びくっとする ぴかっとする ピーンと走るような	ちくりとする 千枚通しで押し込まれるような ドリルでもみ込まれるような 刃物で突き刺されるような 槍で突き抜かれるような	鋭い 切り裂かれるような 引き裂かれるような

5	6	7	8
つねられるような 圧迫されるような かじり続けられるような ひきつるような 押しつぶされるような	ぐいと引っ張られるような 引っ張られるような ねじ切られるような	熱い 焼けるような やけどするような こがされるような	ちくちくする むずむずする ずきっとする 蜂に刺されたような

9	10	11	12
じれったい はれたような 傷つくような 痛くような 重苦しい	触れられると痛い つっぱったような いらいらするような 割れるような	うんざりするような げんなりするような	吐き気がする 息苦しい

13	14	15	16
怖いような すさまじい ぞっとするような	痛めつけられているような 過酷な 残酷な 残忍な 死ぬほど痛い	ひどく惨めな わけがわからなくなりそうな	いらいらする やっかいな 情けない 厳しい 耐えられない

17	18	19	20
幅をもって広がっていく 線のように広がっていく 貫くような 突き通すような	窮屈な しびれるような 引きつるような しぼられるような 引きちぎられるような	ひんやりとした 冷たい 凍える	しつこい むかつく 苦しみにもだえる ひどく恐ろしい 拷問にかけられているような

第3部　あなたの痛みは時間でどのように変化しますか

1　あなたの痛みのパターンはどんなですか

1	2	3
ずっと継続的な	リズミックに	短くに
一定で一貫して	一定間隔で間欠的に	瞬間的に一時的に

2　どんなことをすると痛みが軽くなるか

3　どんなことをすると痛みが強くなるか

第4部　あなたの痛みはどのくらいの強さですか

次にあげるのは、痛みの強さの程度を表すのによく使われる5つの言葉です

1	2	3	4	5
マイルドな痛み	不快な痛み	苦しい痛み	ものすごい痛み	激痛

この痛みの程度を示す言葉の番号を用いて、次の質問に答えてください

1　今現在のあなたの痛みはどのくらいですか

2　最も悪いときはどのくらいですか ＿＿＿

3　最もよいときはどのくらいですか ＿＿＿

4　これまでに経験した歯の痛みはどのくらいでしたか ＿＿＿

5　これまでに経験した頭痛はどのくらいでしたか

6　これまでに経験した胃の痛みはどのくらいでしたか ＿＿＿

図6-7　マクギル痛み質問紙（MPQ）（Melzack, 1975）

物療法,刺激療法などがある。

1. 外科的治療法……関節炎に対する滑膜切除や変形性関節症による背部痛などの末梢神経系・脊髄の一部を除去したり遮断するための手術が行われてきたが,長期的軽減効果があるのかどうか疑問視されている。しかし,他の方法ですべて失敗したときの方法として採用されることもある。

2. 薬物療法……アメリカでは1990年代の初めごろから薬物療法が痛みの治療のために積極的に用いられるようになった。急性の痛みに対する薬物投与の仕方は医師の認識によって大きく異なっている。痛み症状のある入院患者の半分は,十分な鎮痛剤が投与されていないと言われる。硬膜外ブロック法はモルヒネなどのような鎮痛剤を硬膜外腔に直接投与し,痛み信号をブロックする。痛みのひどいガン患者での研究では,通常は医療者がこの投与をコントロールするのだが,患者自身が行うことで全体の投与量が40％も減少するという結果も出ている (Citron et al., 1986)。

慢性の痛みに対しても医師の認識によって投与のされ方が異なる。アメリカでは疼痛治療のガイドラインが決められているにもかかわらず,不十分な投与は多いとされる。ましてや日本では不十分である。ガンの痛みの治療についてもWHOが作成したガイドライン (図6-8) に基づいて行われることになっているが,日本の使用量は低いレベルにある (図6-9)。痛みの治療としての薬物使用に関する医療者の認識の問題とともに,患者の側でも中毒への恐れや良い患者は医師の治療に不満を言ってはならない,という考えから痛みのコントロールが不十分でも訴えないとされ,とくに高齢者や低学歴者にその傾向が高いとされる。

3. 刺激療法……刺激療法として**経皮電気神経刺激 (TENS)**

6-6 痛みの管理とコントロール

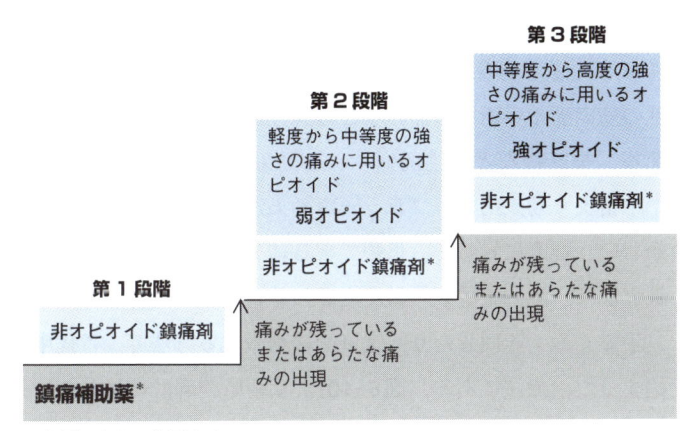

第1段階
非オピオイド鎮痛剤
鎮痛補助薬*

痛みが残っている
またはあらたな痛
みの出現

第2段階
軽度から中等度の強
さの痛みに用いるオ
ピオイド
弱オピオイド
非オピオイド鎮痛剤*

痛みが残っている
またはあらたな痛
みの出現

第3段階
中等度から高度の強
さの痛みに用いるオ
ピオイド
強オピオイド
非オピオイド鎮痛剤*

＊必要に応じて使用する。

図6-8 WHOの3段階除痛ラダー（樋口ら，2002）

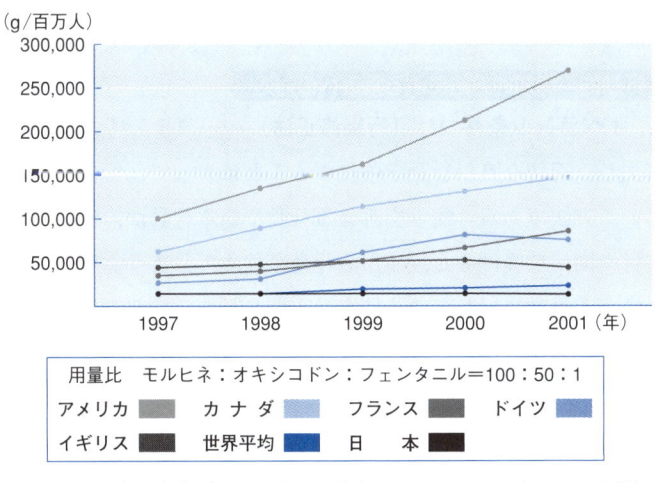

用量比　モルヒネ：オキシコドン：フェンタニル＝100：50：1
アメリカ　カナダ　フランス　ドイツ
イギリス　世界平均　日本

図6-9 医療用麻薬（モルヒネ・オキシコドン・フェンタニルの合計）消費量（的場，2004）

と**鍼療法**がある。経皮電気神経刺激は、痛みを感じる部位周辺に電極を貼り電気的な刺激を与える方法である。装置は携帯用がほとんどで、患者自身が刺激の強さや長さをコントロールできる。急性の筋肉痛や手術後の痛みなどの急性的な痛みの軽減をはじめ、関節炎、神経痛など慢性的痛みにも効果的だとされる。しかし、薬や手術より効果的か、プラシーボ効果が関連しているのではないかという疑問に対して、信頼できる結果は出ていない。

鍼療法は、細い金属製の鍼を皮膚の特定の場所（つぼ）に刺して、手でくるくる回したり、電気的に刺激する方法で、古代中国で始まった治療法である（**図6-10**）。手術時の麻酔の代わりに使用されたり、慢性的な頭痛や背部痛にも効果的だとされる。この鍼療法は暗示効果ではないかとも言われるが、イヌやマウスなどの動物に対しても鎮痛効果があることも知られており、正確なメカニズムは今のところわかっていない。

行動的・認知的方法による痛みへの対処

1. オペラント条件づけ（行動修正法）……望ましくない行動を消去し、適切な良い行動を強化することによって、行動を修正していく方法である。痛みを訴える行動や痛み行動が、他者からの注目や同情を受けると、痛がる行動を強めてしまう。望ましくない痛がる行動に対しては注目を与えたりしないで普通に接し、その行動を強化しない。リハビリ運動を行うなどの望ましい痛み行動には、ほめるなどの強化子を与えるようにする。この方法は、痛がる行動の慢性化を防ぎ、慢性的な痛みのある人にも適用できる。さらに、患者が治療者に頼る行動を減らすことができる。実際、オペラント条件づけによって患者の痛みの報告と服薬量を減らし、活動水準を高めるという結果が示されている（Roberts, 1986）。こ

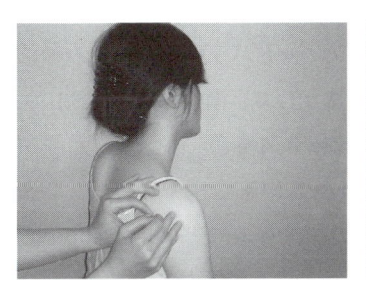

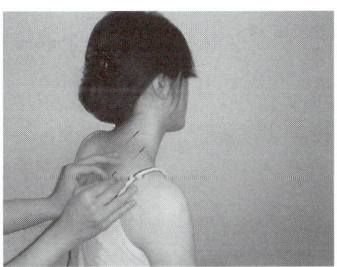

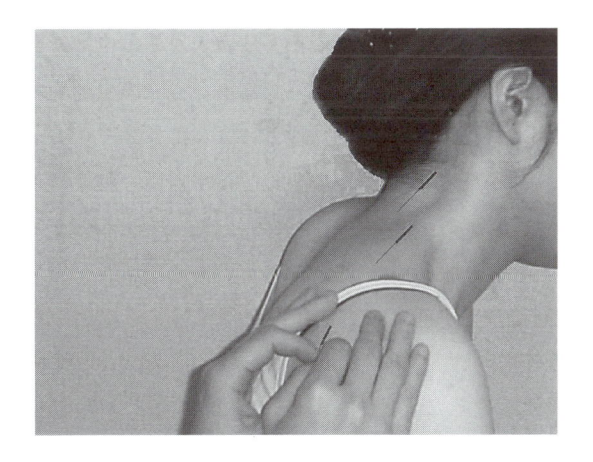

図 6-10 頸から肩への刺鍼風景（井部，2007）

の方法の問題点としては，強化子の与え方によって効果が消失してしまう患者がいることや，すべての慢性的痛みの患者に有効ではないということである。ガンのような徐々に進行する痛みには効果的でなく，周期的な痛みや治療しにくい痛みには有効である。

2. リラクセーション法とバイオフィードバック法……痛みの治療に用いられるリラクセーション法としては漸進的筋弛緩法，マインドフルネス瞑想法（p.51 Topic 2-4参照），瞑想的弛緩法，誘導イメージ療法などがある（表6-3）。高血圧や緊張による頭痛，慢性疼痛，やけどの痛み，吐き気や不安などに対して用いられている。これらのリラクセーション法は薬物療法と併用することでかなりの効果があるという結果が示されている。

バイオフィードバック法は心拍や皮膚温など自律神経系の機能を意識的にコントロールする方法である。自分の生理的な状態を音や色などの聴覚的，視覚的な信号によってフィードバックすることで，制御できないと思っていた心拍や血圧，脳波でさえコントロールできるようになる。この方法は，偏頭痛や緊張性頭痛，レイナード症にはかなり効果的であるとされる。

3. 認知行動療法……この方法は出来事に対する認知を変えることで痛みの情動的，生理的反応が変化すると考える。痛いという状況に対する考え方，認知を変え，対処法を身につけさせようとするものである（表6-4）。痛みを上手に扱えるのだという自己効力感をもつことが治療効果に影響することも明らかになっている（Dolce, 1987）。気そらしやイメージ，再定義などの対処方略を用いることで痛みをコントロールできる。気そらし対処は痛みに集中するのではなく，音楽を聴くなどの痛みのない刺激に集中する方法である。イメージ対処は，遊園地で遊んでいるなどの具

表6-3 弛緩法の効果 (Brannon & Feist, 1997)

問題	弛緩法	効果
高血圧	いくつかのタイプの弛緩法	軽い高血圧には効果あり 薬ほどには効果がない
緊張性頭痛	漸進的弛緩法	鎮薬よりも効果あり 生体自己制御と同程度の効果あり
不安	瞑想的弛緩法	弛緩法と同程度の効果あり
慢性的な痛み	マインドフルネス瞑想法	物理的治療や薬物治療よりも効果あり
不安	マインドフルネス瞑想法	90％の人々に効果あり
化学療法によるむかつきや不安	誘導イメージ療法と漸進的弛緩法	治療しないよりも効果あり
燃えるような痛み	誘導イメージ療法と弛緩	他の弛緩療法の組み合わせより効果あり

表6-4 ストレス免疫訓練を用いた痛みコントロールプログラム (Brannon & Feist, 2007)

第1ステップ　認知的再体制化
- 患者に痛みに対する心理的要因の重要性に気づかせる
- 患者に痛みの経験の複雑さに気づかせる（ゲート理論の説明をうけるなど）

第2ステップ　スキルの獲得とリハーサル
- 患者はリラクセーション法（漸進的筋弛緩法など）を学習する
- 患者は呼吸を調整するスキルを獲得する

> 不安や緊張と拮抗するリラクセーションを学習することは痛みを上手に管理する手段になる
> 痛みから注意をそらすために，他のものに注意を集中させる

第3ステップ　フォローアップ
- 配偶者や家族に患者の痛み行動を無視して，他の健康的な行動を強化してくれるように指導する
  - ［少しでも動いた・薬に服用が減った・ペインクリニックにいく回数が減った・仕事する日が増えた　など］
- 治療者の援助をうけて，患者は治療が終わった将来にむけて痛みがあった場合の対処の計画を立てる
- 患者は日常場面でコーピングスキルを活用できるようになる

体的な苦痛とは無縁なものや出来事を思い浮かべる方法である。再定義対処は，今感じている痛みの経験を治療過程の中に前向きに位置づけるようにしたり，過去の痛みの経験に対処できたことを思い出させたりなどして，痛みを認められるようにする方法である。これらの認知的ストラテジーは，急性的痛み，慢性的痛みのいずれに対しても効果的であることが多くの研究で明らかになっている（McCaul & Malott, 1984；Ferrnandez & Turk, 1989）。

4. 催眠療法……1800年代に麻酔が発見されるまで，催眠は痛みの制御に効果的な方法として用いられてきた。催眠が出産時の痛み，頭痛，ガンの痛み，腰痛，そして手術時の痛みなどに効果があるとされてきた。催眠がなぜ効果的なのかについては明確ではないが，催眠下にある人たちの生理的なデータなどから，痛みを実際には経験しているが，それを締め出すことができるのではないかとされている。

ペインクリニック

　痛みの原因が見つからない，適切な対症療法がないといった痛みを抱えた多くの患者たちを対象として1970年代に痛みの学際的アプローチをとる**ペインクリニック**がアメリカで設立された。ペインクリニックでは慢性的痛みを対象とし，医療，心理療法，理学法，作業療法などの複数の治療法を組み合わせ，効果をあげようとする。治療の基本方針は，患者の痛みを軽減し，身体機能を向上させ，薬への過度な依存を低減し，病者役割をとっていたライフスタイルを改善することなどにある。とくに心理療法においては，痛み経験や痛み行動を軽減し，痛み症状への適応力の向上がはかられている。ペインクリニックの成果を検討した研究では，大きな改善が示されている（Cinciripini & Floreen, 1982）。

6-6 痛みの管理とコントロール

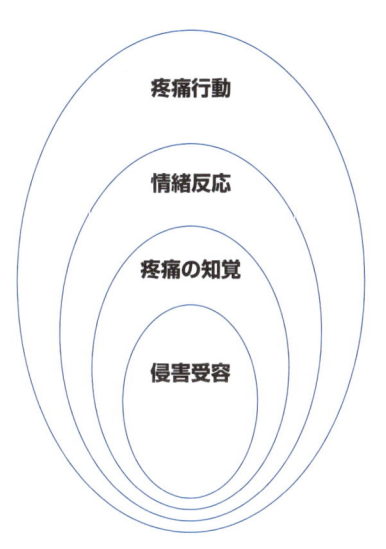

（同心円図：外側から）
- 疼痛行動
- 情緒反応
- 疼痛の知覚
- 侵害受容

侵害受容	病理への治療	
疼痛の知覚	神経ブロック	ペインクリニック
情緒反応	認知行動療法・自律訓練法	
疼痛行動	行動療法（オペラント条件づけ）	

図 6-11 **痛みの多層モデル**（Loeser & Fadyce, 1983）
ルーサーは痛みの多層モデル、痛みはこのような4層構造であるとした。そしてそれぞれの層に対しての治療法が考えられるべきとしている。

参考図書

山口　創（2006）．皮膚感覚の不思議――「皮膚」と「心」の身体心理学――　講談社

　痛みや痒みなど平易な言葉で理解できる。

外　須美夫（2005）．痛みの声を聴け――文化や文学のなかの痛みを通して考える――　克誠堂出版

　痛みを歴史や芸術を通して学習できる。

Kabat-Zinn, J.（1990）．*Full catastrophe living : Using the wisdom of your body and mind to face stress, pain and illness.* New York : Delta Trade Paperbacks.
　（カバットジン，J.　春木　豊（訳）（1993）．生命力がよみがえる瞑想健康法――"こころ"と"からだ"のリフレッシュ――　実務教育出版）

　痛みのコントロール法を学べる。

疾患と健康心理学

　本章では，生活習慣やパーソナリティ，ストレスなどの健康心理学的問題について疾患との関連性について述べる。たとえば，心身症は疾患の背後に心理社会的な問題が関与している病態を指す。また，生活習慣病とは私たちのライフスタイルのあり方が発症や経過に影響を与える病態である。心身症や生活習慣病は心理学的な問題と深く関連したものであり，実に多くの疾患にあてはまる概念ではないだろうか。本章では，代表的な慢性疾患について健康心理学的な視点から紹介したい。

7-1　疾患と健康心理学

　身体疾患と言えば，純粋に医学が対象とする領域であると考えられていた。しかしながら，最近では疾患の要因として従来までの生物生理学的な要因や物理的・環境要因以外に，心理社会的要因も注目されるようになってきた。これら三者が相互に作用しあって，疾患の発症や経過に影響を与えているというモデルが考えられる（図7-1）。身体疾患の背後にある心理社会的要因としては，パーソナリティ（心理行動特性）や心理社会的ストレス，生活習慣（ライフスタイル）などの問題が存在することが明らかになりつつある。そして，これら三者は相互に影響を与えあっていると考えられる（図7-2）。たとえば，私たちの健康に重大な脅威となっている疾患として，3大生活習慣病（ガン，心筋梗塞，脳卒中）が有名である。これらの疾患は，比較的最近までは3大成人病と呼ばれてきた。生活習慣病という呼称になったのは，これらの疾患が成人になったために発症したというわけではなく，その人の生活習慣の積み重ねと関係があるという意味で生活習慣病と呼ばれるようになったのである。生活習慣とは，まさに私たちの日常生活そのものであり，私たちのパーソナリティ，心理社会的ストレス，あるいはストレスへの対処や社会的支援（ソーシャルサポート）などの心理学的な問題と切り離して考えることはできないのである。本章と8章では，私たちにとって身近な疾患の背後にある健康心理学的な問題について紹介する。ただし，紙面の都合上，言及する疾患が限られるが，ここで取り上げる疾患以外にも心の問題が介在しているものは数多くある。なお，本章では各疾患の要因や対処について，心理学的視点からの記述が中心になっていることに留意していただきたい。

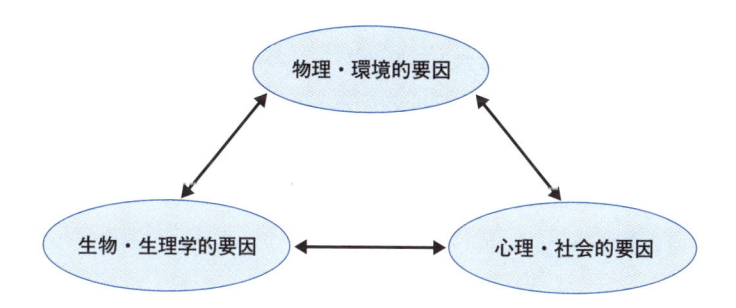

図7-1 疾患の背後にある要因の相互作用モデル

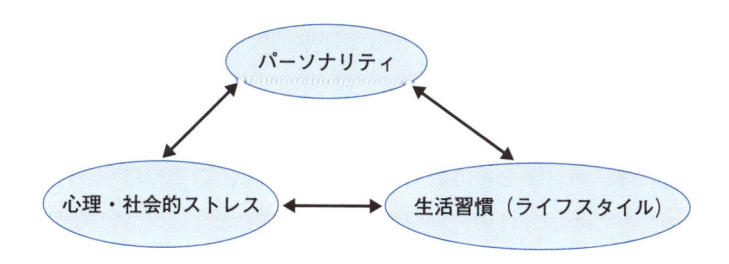

図7-2 疾患の背後にある心理社会的要因のモデル

7-2 高血圧

定義と現象

高血圧とは，収縮期血圧が140 mmHg以上，拡張期血圧が90 mmHg以上と定義される。ただし，一時的な現象ではなく，一定期間以上継続した場合の診断である。わが国における高血圧による受診者数と年代別の受診者数分布は図7-3と図7-4の通りである。日本では，60歳以上の約半数が高血圧と診断されている。高血圧は軽度な自覚症状があるだけで，日常生活を脅かすものではないことが多い。しかしながら，高血圧はサイレントキラーという異名が示すように，身体各部に障害が進み，心肥大から心不全，冠状動脈疾患（狭心症と心筋梗塞），脳卒中，腎臓病などの重篤な疾患が合併症として現れることにつながる（表7-1）。高血圧は本態性高血圧（1次性高血圧）と2次性高血圧とに分類される。

1. 本態性高血圧（1次性高血圧）……高血圧症の90％以上が**本態性高血圧（1次性高血圧）**に該当する。原因は多くあるが，本態性高血圧は①遺伝を含む生物生理学的な原因に由来する場合，②食生活や運動習慣などの生活習慣が関与している場合，③心理社会的ストレスが関与している場合などがある。①については，健康心理学の対象から外れることが多いので，ここでは取り上げないこととする。自律神経系の調節の問題もここに当てはめてもよいが，自律神経系機能は心理的ストレスも影響するので，心理社会的ストレスの項で述べる。②については，肥満，運動不足，食生活（過剰な塩分，高脂肪，高コレステロールなど），過剰なアルコール摂取，喫煙などの生活習慣に由来するものが当てはまる。これらのような生活習慣が原因となる問題では，生活習慣自体の修正・改善に心の問題や行動の問題が直接的・間接的に関連

7-2 高血圧

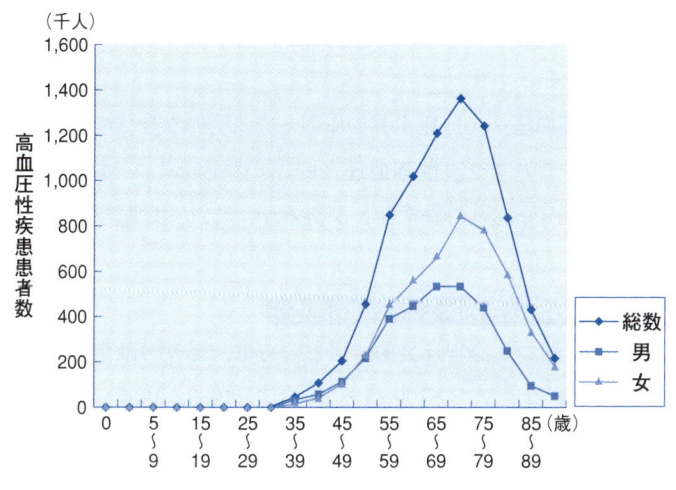

図7-3 高血圧性疾患患者数の年代別分布
（平成17年厚生労働省統計データより）

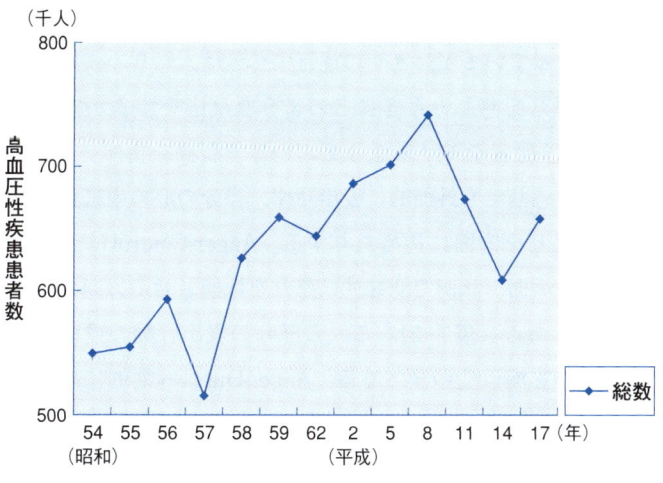

図7-4 高血圧性疾患患者数の年次推移
（平成17年厚生労働省統計データより）

していることから、健康心理学の対象となりうる。健康心理学がもっとも重視しているのは③の心理社会的なストレスが原因となる場合である。

2. 2次性高血圧……血圧上昇の原因となる明確な身体疾患がある場合には、これを**2次性高血圧**と呼ぶ。原因としては心臓疾患、腎臓疾患、内分泌系の異常などがあるが、これらは医学領域の問題である。

高血圧と心理社会的ストレスの関連性

高血圧に関わる心理社会的要因としては、怒り・敵意・攻撃性の問題がある。スピールバーガーら（1983, 1985）は**STAXI**（State-Trait Anger Expression Inventory）という尺度を開発した。これは、怒りの状態（State Anger）と特性（Trait Anger）、怒りの表出（Anger-Out, Anger-In, Anger-Control）などを測定するものである。怒りの特性が高い人は血圧が高くなるということが明らかになっているが、とくに注目すべきは、怒りの表出である。これは、怒りを感じたときにどのような反応をするかであるが、Anger-Outは他者やモノに怒りをぶつける行動を指す。Anger-Inは、怒りを感じても外面的に表出せず、自分の心の中に押さえつけたり、怒りを内面に込めたりする。Anger-Controlは怒りを感じるような場面・状況で認知的に怒りを低減させる方向に働く心理的機能である（**表7-2**）。これら怒りの表出行動の違いによって健康への影響は変わってくる。Anger-Outは短期的には血圧を上昇させるが、その後は血圧を低下させると報告されているが、他者へ心理的ストレスを与えてしまうという別の問題がある。Anger-Inは、他者へストレスを与えることは比較的少ないかもしれないが、自分自身の血圧を上昇させてしまう。

表7-1 高血圧の合併症

臓　　器	合併症の種類・疾患
脳	脳梗塞，脳内出血，クモ膜下出血，高血圧性脳症，脳虚血発作
眼底	網膜静脈血栓症，うっ血乳頭
心臓	心肥大（左室肥大），心不全，狭心症，心筋梗塞
腎臓	腎硬化症，腎不全
血管	動脈硬化，解離性動脈瘤，大動脈瘤，動脈硬化性閉塞症

表7-2 STAXIの質問項目例 (Spielberger et al., 1983, 1985より)

あなたが，いま現在感じていることを答えてください。(State Anger)

	まったくあてはまらない	はまりあてはまらない	あてはまる	あてはまるとてもよく
1. 怒り狂っている	1	2	3	4
2. いらいらしている	1	2	3	4
3. 怒りを感じている	1	2	3	4
4. 誰かをどなりつけたい	1	2	3	4
5. 何かを壊してしまいたい	1	2	3	4

あなたが自分自身についていつも感じていることについて答えてください。(Trait Anger)

1. 気が短い	1	2	3	4
2. 怒りっぽい	1	2	3	4
3. せっかちである	1	2	3	4
4. 他人のまちがいで自分が遅れたりすると腹を立てる	1	2	3	4
5. 良いことをしたのに認められないといらいらする	1	2	3	4

あなたがふつう怒ったり腹を立てたりするときの様子について答えてください。(Anger Expression)

1. 怒りをあらわす（Anger Out）	1	2	3	4
2. 怒っていても外にあらわさない（Anger In）	1	2	3	4
3. 冷静さを保つ（Anger Control）	1	2	3	4
4. 気を静めて相手を理解しようとする（Anger Control）	1	2	3	4
5. 人と言い合ったりする（Anger Out）	1	2	3	4
6. 誰にもいえないような恨みを抱くようになる（Anger In）	1	2	3	4

Anger-Controlは血圧を低下させ，自他へのストレスを低減させるので，心臓血管系に対しては望ましい対処法であると言える。

図7-5はシーグマンら（1987）の有名な研究である。大学生の被験者を対象に「怒りを喚起する話題」と「普通の話題」を話すという課題が与えられた。これら2種類の話題について，「大声で早口」「普通の口調」「ゆっくりと穏やかな口調」の3つのパターンで話をさせた。怒りの得点，収縮期血圧，拡張期血圧，心拍数のデータが測定されたが，怒りを喚起する話題の場合は，普通の話題に比べて血圧，心拍数ともに高くなっていることが明らかである。とりわけ大声で早口の場合は血圧，心拍への影響が最悪であることに注目したい。ただし，怒りを喚起する話題であってもゆっくりと穏やかに話すなら心臓の負担は最小限に抑えられることがわかる。この実験結果から，怒りをうまく制御することが心臓血管系に負担をかけないことは明らかである。やむなく怒りを感じた場合でも，怒りにまかせて大声で怒鳴ったり，早口にならないように行動をコントロールすることが望ましい。怒りを制御できないなら，せめて話し方や口調などの行動面だけでも制御することが健康上重要である。このように日常生活のささいな心がけによって，高血圧の予防や改善につなげることができるのではないだろうか。

なお，高血圧の心理行動的要因にはタイプA行動パターンも挙げられる。これは冠状動脈疾患との関連性で8章に詳しく紹介されているが，高血圧に対しても危険因子であることを述べておく。

7-2 高血圧　　　177

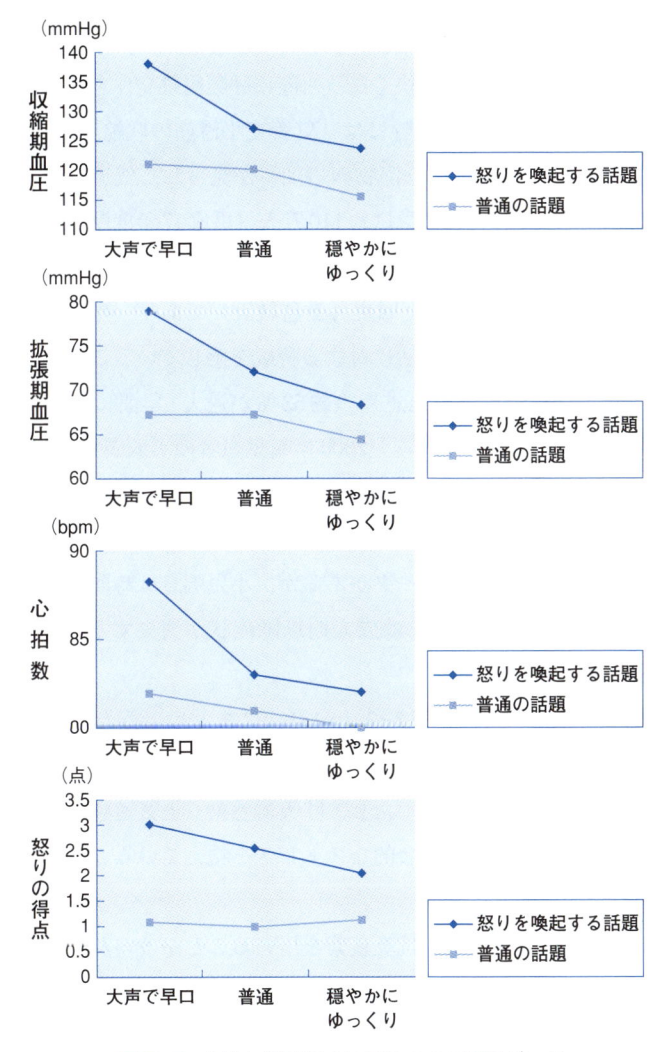

図7-5　会話と怒りについての4つの実験データ
(Siegman et al., 1990を改変)

7-3 喘息

定義と現象

喘息（ぜんそく）は気道が塞がれ、狭くなった際に呼吸困難発作を伴う呼吸器系の障害である。発作時には「気管支平滑筋の収縮」「気管支粘膜の浮腫」「気管支内分泌物の増加」が見られ、気道の狭窄が生じる。日本での総患者数は約110万人（平成17年度厚生労働省統計）であるが、年々増加傾向にある。喘息による死亡者数は年間約3,000人（平成17年度厚生労働省統計）であり、死亡まで至らなくても患者は日常生活に対する脅威を感じていることが多い。成人患者の約30％、小児患者の約53％が過去1年間に喘息のため職場や学校を休んでいる（2000年喘息患者の実態調査）。小児の喘息有病率は約6％、成人の有病率は約3％であるので、小児期のほうが有病率は高い。5歳以下の子どもと30～40代の成人に発症しやすいというデータがあるが、小児喘息は時間の経過とともに軽減し、20～25％は成人期以降症状が消失する（図7-6～図7-8参照）。

また、喘息の原因を表7-3（p.181）にまとめてみた。成人の喘息ではアレルギー性の因子よりも感染性の因子の関与が大きいという研究報告も多い。ただし、呼吸器感染（上気道感染）を起こしやすい人は心理・社会的なストレスを抱えていることが多いという報告もある。

治療は気管支拡張剤や抗炎症薬を用いることが多いが、心療内科などでは心理・社会的な面に対する心理学的な介入も併用される。

喘息と心理社会的ストレスの関連性

気管支喘息の発作は心理社会的因子によっても生じることは古

7-3 喘　息　　　　　　　　　179

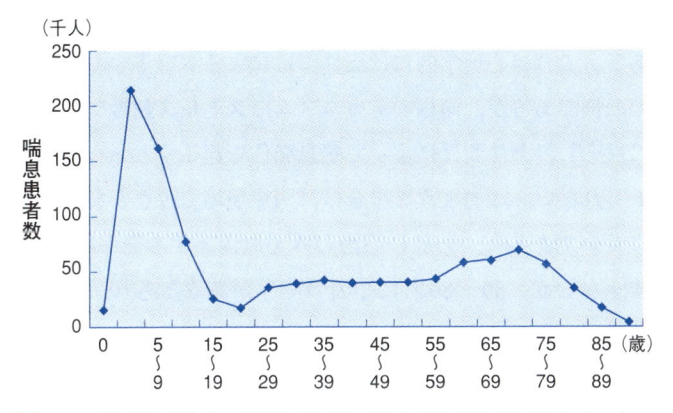

図7-6　**喘息患者数の年代別分布**（平成17年厚生労働省統計データより：入院患者と外来患者数）

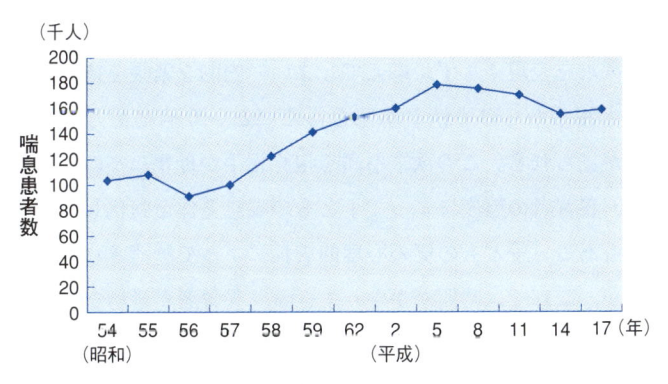

図7-7　**喘息患者数の年次推移**（平成17年厚生労働省統計データより：入院患者と外来患者数）

くから知られていた。たとえば、暗示や条件づけによっても生じるのである。有名な症例として、バラの花粉で喘息発作を起こす女性に、造花のバラを見せたところ発作が誘発されたというものがある。これは心理学的には条件づけによる（望ましくない）学習の一例であるが、同様のメカニズムで**ストレス刺激**に対して過敏に反応し、条件づけによって喘息発作を起こすという人も多いかもしれない。このような場合は、医療現場ではなかなか発見されにくいであろう。一般に心因のみを原因とする発作は2～5％にすぎないが、50～80％に心因の関与があるとされ、重症化や難治化については重要な因子とされている（筒井・中野，1996）。

　小児喘息の子どもには、依存的で消極的な性格があることはよく知られている。この場合、母親などの養育者の態度や喘息発作発症後の2次的な要因も関与する。一般には、不安・怒り・興奮などの感情が発作の誘引となることが知られている。また、欲求不満や心理的葛藤の存在なども指摘されている。たとえば、他者への欲求を表現できずに抑えてしまい、内的な緊張を持続させながらも相手からの愛情や承認を得たいという適応努力（過剰適応）が見られる。この欲求不満を抱く相手が母親などの養育者の場合、養育者の態度によって子どもの喘息発作を強化してしまうこともある。子どもの側の心理的成長によって解消される場合もあるが、これでは時間がかかりすぎる。養育者が適切な対処方法を身につけることが近道である。患者が成人の場合、適切で望ましい対処を身につけることが望まれるが、まずは自分の心理的欲求や欲求不満へ気づくこと、次に欲求不満を抱く相手との関係を見直したり、適応的な認知（思考や判断、信念）へと自分を導くことなどが望まれる。治療においては、医学的な対処が最優先さ

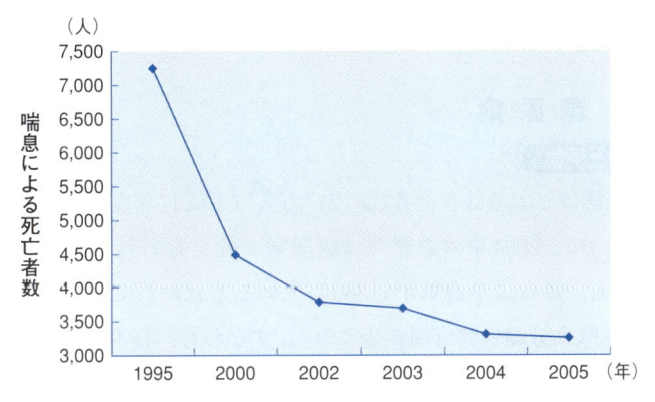

図7-8 喘息による死亡者数の年次推移（平成17年厚生労働省統計データより）

表7-3 喘息の原因

	アレルギー性（アトピー型）	非アレルギー性（非アトピー型）
原因	**アレルゲン** ハウスダスト・ダニ・カビ・花粉・ペットの毛・食物性アレルゲンなど	**物理的刺激** タバコの煙・風邪などのウィルス・気温や湿度の変化・運動による過換気など
特徴	小児に多い（小児喘息の約90％） 外来抗原へのIgE抗体あり	成人に多い 外来抗原へのIgE抗体なし

	心理社会的なもの
原因	パーソナリティやストレス 怒り・不安・依存・過剰適応・暗示・欲求不満・ストレスなど
特徴	小児，成人を問わず様々な形で関与している

7-4 糖尿病

定義と現象

糖尿病は日本では有病者数約247万人（平成17年度厚生労働省調査より），2004年の調査では糖尿病が強く疑われるものが約740万人，さらに予備軍が約880万人いると言われている（平成14年度厚生労働省健康局調査より）。すなわち，日本人の約13.5％が糖尿病の危機にさらされている計算になり，患者数も増加傾向にあることから，大きな社会問題になっていると言える。また，糖尿病は日本だけではなく世界的にも有病率の高い疾患の一つである（図7-9，図7-10参照）。

糖尿病は血糖値が長期的に高くなった病態を指すが，サイレントキラーという別名があるように，糖尿病自体ではとくに命に別状はない。健康上，大きな脅威となるのは合併症である。主な合併症としては，神経障害，網膜症，腎症などがある（表7-4参照）。他にも，動脈硬化に由来する脳卒中，心筋梗塞へ罹患する危険率が飛躍的に増大することも明らかになっている。しかしながら，糖尿病が恐ろしい疾患であるという認識は必ずしも十分ではないようである（図7-11参照）。

糖尿病には大きく2種類の病態がある。Ⅰ型（インシュリン依存型）糖尿病とⅡ型（インシュリン非依存型）糖尿病である（表7-5参照）。Ⅰ型糖尿病は糖尿病全体の約5％を占めるが，インシュリンの絶対的な欠乏が原因であり，主に遺伝的要因である。多くは小児期か青年期までに発症し，視覚障害，狭心症や心筋梗

7-4 糖尿病

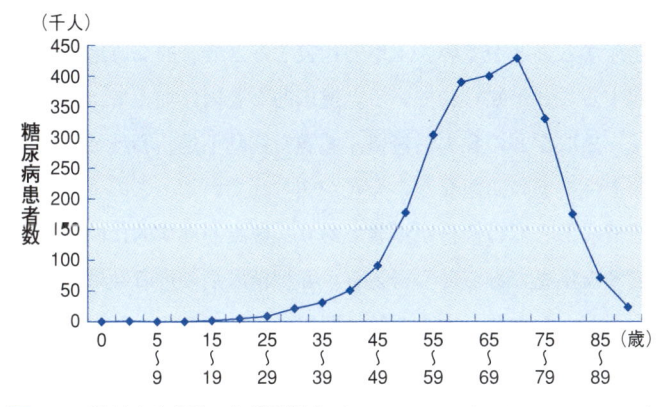

図7-9 **糖尿病患者数の年代別分布**（平成17年厚生労働省統計データより）

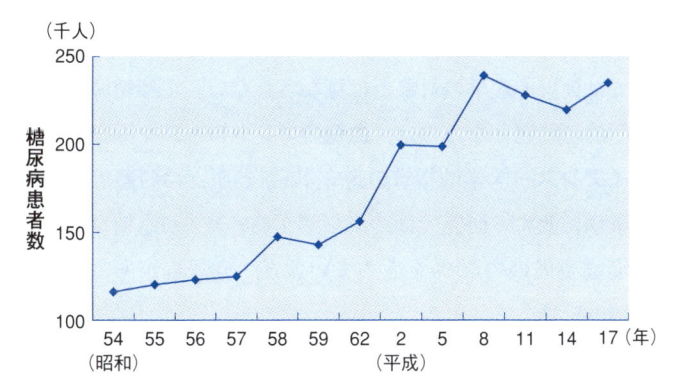

図7-10 **糖尿病患者数の年次推移（入院患者と外来患者数）**（平成17年厚生労働省統計データ）

塞などの冠状動脈疾患，壊疽，脳血管障害などの合併症が高い確率で生じる。インスリン注射と食事療法が必要不可欠である。

Ⅱ型糖尿病は糖尿病全体の約95％を占め，だいたい40代以上で発症することが多い。Ⅰ型と比較すると複合的な原因によって発症することが知られている。遺伝的な要因に加えて，過剰なカロリー摂取などの食生活習慣，肥満や運動不足，心理社会的ストレスや性格上の問題などの介在が知られている。このように，生活習慣病としての性格が顕著であり，健康心理学的に問題となる代表的な疾患であるとも言える。Ⅱ型糖尿病の患者数は増加の一途をたどっており，大きな社会問題になっている。Ⅱ型糖尿病ではインシュリン自体は生産されているのだが，相対的に不足した状態となる。このため食生活や運動習慣などのライフスタイルの改善が治療上，もっとも重要である。

糖尿病と健康心理学

Ⅰ型糖尿病では，その主な原因は遺伝的なものであり，発症については健康心理学の対象とは見なされない。Ⅰ型糖尿病が健康心理学的に問題となるのは，**血糖のコントロール**や医療上の**コンプライアンス**（医学的指導の遵守；5章参照）の問題である。Ⅰ型糖尿病に関する研究では，コンプライアンスが血糖コントロールの変動要因の約60％を占めているという報告がある（Kaplan et al., 1985）。

Ⅱ型糖尿病では，食生活や肥満，運動不足などの生活習慣に加えて心理社会的ストレスや性格上の問題が背後に存在することが指摘される。高脂肪，高カロリー，高タンパクな食事は肥満の原因であるし，糖尿病の危険性を高めることは言うまでもない。問題のある食生活習慣が糖尿病の危険因子であるという適切な健康

7-4 糖尿病

表7-4 糖尿病の合併症

	症状・特徴・留意点
神経障害	四肢の痺れ，けがや火傷の痛みに気づかない，筋肉の萎縮 筋力低下，胃腸の不調，立ちくらみ，発汗異常，インポテンツなど
網膜症	眼底の網膜の血管に異常が生じる。視力低下，失明，白内障など
腎症	腎臓の糸球体の毛細血管に異常が生じ，尿を生成できなくなる。 むくみ，尿毒症。人工透析が必要になる場合もある。 （糖尿病による腎症は人工透析になる原因の第一位である。）
その他	動脈硬化とこれに由来する脳卒中，心筋梗塞など

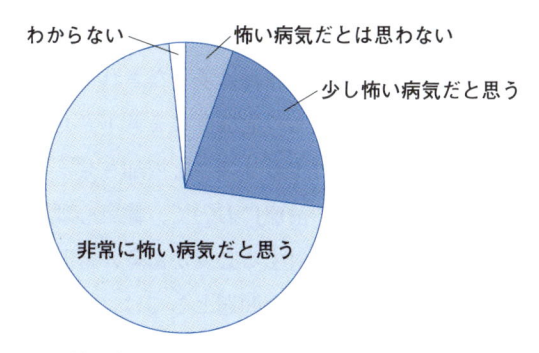

図7-11 糖尿病に対する意識調査（平成12年総理府調査より）

表7-5 Ⅰ型糖尿病とⅡ型糖尿病の相違点

	Ⅰ 型	Ⅱ 型
患者数	全体の約5％程度	約95％を占める
発症年齢	幼児期や若年成人に多い	中年期以降に多い
発症の要因	インシュリンを分泌する細胞組織の破壊	遺伝的要因，運動不足，食生活，肥満，ストレスなどの生活習慣が複合的に関与
身体的特徴	やせ型に多い	肥満型に多い
インシュリンの分泌	全くないかかなり低下	ある程度は保たれている
主な治療方法	インシュリンの投与	食事療法と運動療法が主薬物療法も併用されることがある

教育も重要であるが，食生活習慣をコントロールできないというある種の「だらしなさ」の存在も無視できない。小出（2007）は糖尿病患者の看護に従事する者を対象とした調査で，糖尿病患者には「危機意識のなさ」が存在することを確認している（表7-6参照）。このことは，たとえば，糖尿病であっても楽天的な思考をすることに特徴が現れている。これは健康心理学的に好ましいと考えられてきた「楽観的思考」に通じるが，楽観的思考はつねに必ずしも望ましいものとは限らないことを示唆しており，大変興味深い。楽観的な思考をする者は悲観的な思考をする者と比較して心身の健康が高いという報告は多々なされているが，食生活習慣や肥満，運動不足に対して危機意識を低下させ，その結果糖尿病の発症という健康に対するリスクを増加させる可能性があると言える。糖尿病の予防や治療において，健康心理学的に楽観性の良い面と悪い面とを再検討する必要があるかもしれない。

I型とII型糖尿病に共通した問題としてはコンプライアンスが挙げられる。アメリカの研究では，55％が誤った量のインシュリンを自己投与し，77％が血糖値検査方法に誤りがあり，75％が食事療法に消極的であり，75％が定期的な食事を欠くという報告が見られる（Wing et al., 1986）。コンプライアンスを低下させる要因としては，糖尿病自体に大きな自覚症状がない割には日常生活上の制限が大きいことが挙げられる。ライフスタイルの改善は望ましいことかもしれないが，同時に苦痛や不自由さを感じるものでもある。そこで重要なのは，医師と患者との信頼関係の確立，治療への動機づけ，家族をはじめとする周囲の人からのソーシャルサポートの確立，患者への健康教育などが重要となる。また，患者のストレス対処や望ましくない楽観性などへの心理学

表 7-6 糖尿病患者の特徴の例（因子分析結果の項目例）

「危機意識の欠如」因子（$\alpha = 0.94$）

糖尿病と診断されても放置する，または放置していた
うまく（対処）行動ができなかったことを反省しても，
　反省が次に生かされない
糖尿病に対して危機感が薄い
医療者から説明を受けても危機意識に結びつかない
合併症が出現して進行しても，たんたんとしている

　　　　　　　　　　　　　　　　　　　　　　　　など

「楽天的性格」因子（$\alpha = 0.70$）

楽天的である
おおざっぱである
おおらかな性格である
社交的である

　　　　　　　　　　　　　　　　　　　　　　　　など

「合併症に対する内向的反応」因子（$\alpha = 0.79$）

合併症が出現したり進行すると会話が少ない
合併症が出現したり進行すると抑うつ傾向になりやすい
合併症が出現したり進行するとあせる
合併症が出現したり進行すると不安になる

　　　　　　　　　　　　　　　　　　　　　　　　など

「問題解決的行動」因子（$\alpha = 0.73$）

努力家である
積極的に食事療法，運動療法，薬物療法に取り組む
几帳面である
強い忍耐力がある

　　　　　　　　　　　　　　　　　　　　　　　　など

的介入も必要であろう。

7-5 まとめ

本章で紹介した疾患を含めて多くの疾患には生活習慣（ライフスタイル）の問題，パーソナリティの問題，心理社会的ストレスの問題などが関与している。したがって，疾患の予防や健康の維持・増進に対して生活習慣（ライフスタイル）の改善（食生活，運動習慣，肥満，喫煙の問題など），パーソナリティの変容やストレス対処，ソーシャルサポートの確立・充実，健康教育的介入などが重要である。疾患を取り巻く諸問題について，医学と健康心理学領域との共同研究がますます進むことが期待されている。医療機関においては，従来までのように医師を中心とした医療だけではなく，心理や看護，福祉などの専門家も含めた，いわゆるホリスティック（全人的）な治療が行われるようになることが望ましいのではないだろうか。このための社会的基盤作りも望まれる。

参考図書

Gatchel, R. J., Baum, A., & Krantz, D. S. (1989). *An introduction to health psychology.* Newbery Award Records.
　（ギャッチェル，R.・バウム，A.・クランツ，D.　本明　寛・間宮　武（監訳）(1992)．健康心理学入門　金子書房）
　健康心理学を学ぶのに良いテキストである。内容は入門レベルから専門的なものまで幅広い。

森本兼曩 (1997)．ストレス危機の予防医学——生活習慣の問題の視点から——　日本放送出版協会

心身医学からストレスを論じた良書。生活習慣の問題について詳しい。

岡堂哲雄（編）（1991）．健康心理学——健康の回復・維持・増進を目指して—— 誠信書房

疾患と心理学的問題について詳しい。

島井哲志（編）（1997）．健康心理学 培風館

健康心理学全般について詳しい。大学生，大学院生には一読してもらいたい。

筒井末春・中野弘一（1996）．新心身医学入門 南山堂

心身医学の視点から健康問題についてわかりやすくまとめられている。

重篤な疾患と健康心理学

　本章では，7章で述べたように疾患の背後にある健康心理学的な問題と同様に，日本人の死亡原因の上位を占める代表的な疾患としてガンと冠状動脈疾患（狭心症・心筋梗塞）について取り上げることとする。ここで注目する概念はタイプA行動パターンとタイプC行動パターンである。前者は冠状動脈疾患の一因であり，後者はガンの一因であるという報告が数多くなされてきた。日本人の死亡原因の上位を占めるこれらの疾患の背後に特有の心理行動傾向が見出されていることは大変興味深い。

8-1 ガン

定義と現象

ガンは日本人の死亡原因の第1位を占める恐ろしい疾患である。日本人の年間総死亡者数の約30％をも占める（図8-1～図8-3参照）。部位別では，肺，胃，大腸，肝臓，乳の順に多い。ガンは細胞内のDNAの変異によりガン細胞が生じ，それが悪性腫瘍を形成し，これが増殖したり転移したりしてやがては死に至る。ガンの危険因子は遺伝，食生活の偏りや喫煙，多量の飲酒，運動不足などの生活習慣，紫外線や環境汚染物質などの環境要因などさまざまであるが，パーソナリティや心理的ストレスも一因であるということは一般にはあまり知られていない。

ガンとパーソナリティ，ストレスの研究

1972年のアメリカのガン学会では「ガン患者は一般の人や他の疾患に罹患している人と比較して，不安，憂うつ，敵意などの不快な感情を強く抑制している」と報告された。ギャッチェルら（1989）は，いくつかの研究からガン患者の性格特徴を次のようにまとめている。①憤りや怒りを発散するのではなく，内にためる傾向があるが，怒りを捨てることはできない。②他者との親しい関係を長期的に維持していくことができない。③過剰な自己憐憫と悪い自己イメージ。結局のところ，「幸せそうな顔をして，喪失，怒り，苦悩，失望，絶望といった感情を否定している」と言える。あるいは，愛想が良く，従順で，受動的な人であると言える。ガンになりやすいパーソナリティのことをタイプC行動パターン（タイプC）と呼ぶこともある。タイプC行動パターンの特徴は，怒りや不安などの不快な感情を抑制し，理知的・合理的な対処をする傾向があり，同時に無力感や抑うつ感，絶望感に陥

8-1 ガン　　　193

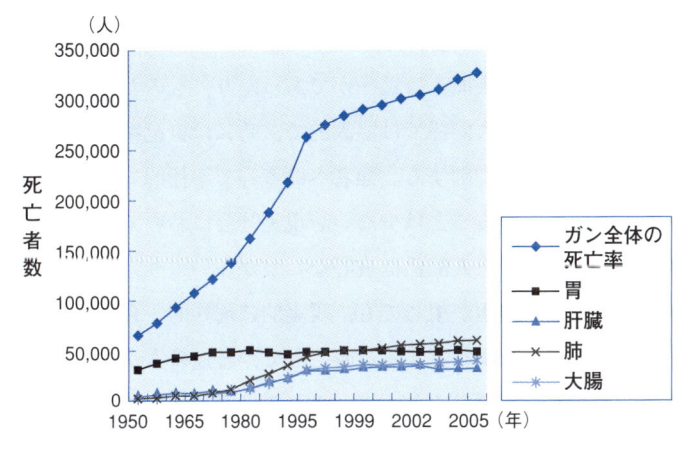

図 8-1　ガンによる死亡者数の年次推移（平成17年厚生労働省統計データより）

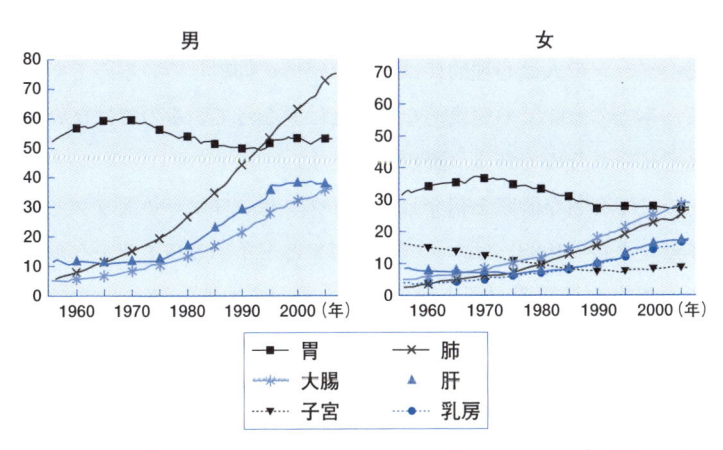

図 8-2　男女別の悪性新生物の主な部位別死亡率（人口10万対）の年次推移
　　　（平成18年厚生労働省統計データより）

りやすいことなどが挙げられる。タイプC行動パターンの具体的なイメージをわかりやすく挙げると，不快でストレスを感じるようなことを経験した場合，怒りや不安などの不快な感情を表出したりせず，むしろ表面上は穏やかであったり，ものわかりが良いように見える。対人関係では協調的で，時には自己犠牲的に振る舞い，自己主張を抑制する。他者へは寛容で奉仕的であり，敵対的な人間関係に至ることは少ない。現実社会においては，少なくとも外見的には，対人関係は良好なことが多いように見えるだろう。さまざまな問題が生じても，現実的に理知的・合理的に物事を理解し，対処しようとする。時として，普通の人が情緒的な混乱に陥るような状況（たとえば，それこそガンの告知のような過度なストレス状況）でも，冷静で合理的に振る舞い，客観的な姿勢を崩さないように見える。しかしながら，あきらめ感や抑うつ感，時には絶望感に陥りやすいのである。すなわち，タイプC行動パターンの人は心理的には不快な感情を抑制しているのであって，本当の意味での健康的な解決とは異なっているのではないかと考えられるのである（**表8-1**）。

ここで有名な研究を紹介したい。グロサースマティセックとアイゼンクら（1988）はユーゴスラビアとドイツのハイデルベルクで大規模な長期間の調査研究を行った（これら一連の研究は水沼・清水（1988）に詳しく紹介されている）。ガンとの関連性がもっとも示唆されたのは，「理知的・合理的で情緒に欠ける」「自分の感情を押さえ込む」というパーソナリティであった。たとえば，肺ガンの原因として喫煙の影響が必ず指摘されるが，アイゼンクは，肺ガンについて喫煙よりもパーソナリティのほうが重要であると述べている。また，彼らの一連の調査研究では，被調査

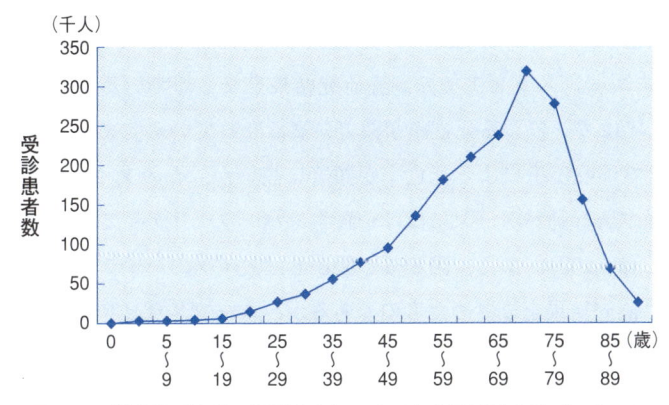

図8-3　新生物（良性・悪性含む）による年代別受診患者数（平成17年厚生労働省統計データより）

表8-1　ガンになりやすいパーソナリティ（まとめ）

感情面	怒りをため込む，あるいは表現しないか，感じない。 不安感や絶望感，抑うつ感をため込む，あるいは表現しないか，感じない。 不快な感情を表現できない。
認知面	理知的で合理的な思考をする。 情緒的なものに左右されず，冷静で客観的な姿勢を取る。
対人関係 社会的側面	表面的には良好。 愛想がよく，従順である。 自己主張を抑制する。 自己犠牲的で受動的。 協調性が高く，対人関係が悪化することは少ない。

者のパーソナリティをいくつかに分類している。たとえば、タイプ1は絶望感・無力感型、タイプ2は怒り・攻撃型、タイプ4は自律型（バランスが取れている健康なタイプ）などである。図8-4にユーゴスラビアでの調査研究結果をまとめているが、タイプ1ではガンによる死亡率が顕著に高くなっている。また、タイプ2では心疾患による死亡率が顕著に高いが、このタイプ2とはタイプA行動パターンにほぼ一致するパーソナリティである（詳しくはp.202）。また、図8-5と図8-6はドイツのハイデルベルクでの調査結果をまとめたものであるが、ユーゴスラビアでの調査研究と同様にタイプ1ではガンでの死亡が顕著に高くなっている。図8-5はストレスが比較的少ない被調査者、図8-6はストレスが比較的多い被調査者のデータであるが、両者を比較するとストレスが多い被調査者のほうがより顕著にガンでの死亡率が高くなっていることがわかる。これら一連の研究から、絶望感や抑うつ感を経験しやすいパーソナリティはガンに罹患する危険性が高いこと、またこのようなパーソナリティに心理社会的ストレスが加わると、ガンに罹患する危険性がより顕著に高くなるということなどが言える。また、健康的なパーソナリティ（タイプ4）の人では死亡率が低いことにも注目したい。

　以上のことから、ガンの予防にはパーソナリティの変容やストレス対処が重要であることが示唆されるのである。

パーソナリティとガンをつなぐもの

　タイプC行動パターンと呼ばれるような心理行動傾向がガンの発症に関与し、その一因をなしているなら、両者をつなげるものは何であろうか。ガン細胞は健常者の体内でも生成されることがわかっているが、このことが必ずしもガンの発症につながるとは

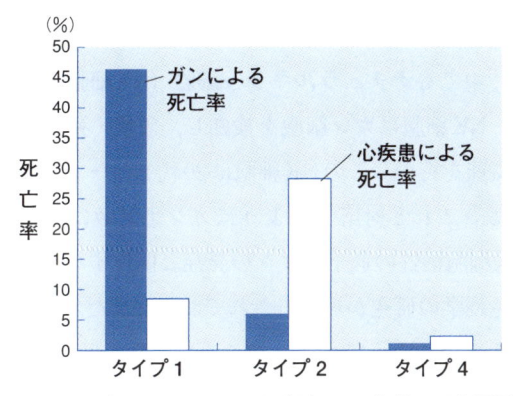

図 8-4 パーソナリティタイプ別の 11 年後の死亡原因と死亡率：ユーゴスラビアでの研究
（Grossarth-Maticek et al., 1988 を改変）

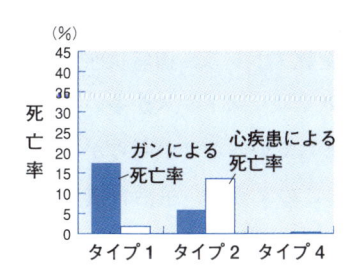

図 8-5 パーソナリティタイプ別の 11 年後の死亡原因と死亡率：ハイデルベルクの低ストレス群での研究
（Grossarth-Maticek et al., 1988 を改変）

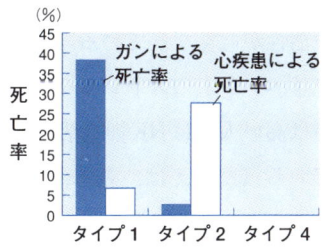

図 8-6 パーソナリティタイプ別の 11 年後の死亡原因と死亡率：ハイデルベルクの高ストレス群での研究
（Grossarth-Maticek et al., 1988 を改変）

限らない。それは、ガン細胞を攻撃する免疫機能のためである。心理的なストレスは血中コルチゾールを増加させ、リンパ球機能を低下させる。このリンパ球には免疫における防御機能が備わっているが、中でもナチュラルキラー細胞（NK細胞）活性は注目に値する。NK細胞はガン細胞を検知し、破壊・死滅させるという重要な機能を持つ。このNK細胞は20代をピークに加齢とともに減少する。これと対応するようにガン患者数は増加する（図8-7）。NK細胞活性の低下はガンの発症と関連するという研究は精神神経免疫学の研究から報告されており、またガンの再発にも影響を与えているようである。ところで、NK細胞活性の低下は多様な生活習慣（ライフスタイル）、心理社会的ストレス、感情表出などと関連性があることが明らかとなっている（表8-2）。たとえば、食事内容・栄養バランス、睡眠時間、運動習慣などの生活習慣（ライフスタイル）において、健康的である人のほうがNK細胞の活性が高く、逆に不健康的である人のほうがNK細胞の活性が低くなっている。また、受験ストレス、捕虜状態、ライフイベント上のストレスなどの研究では、ストレスが多い、あるいは高い人ではNK細胞活性が低下していることが明らかにされている（たとえば、森本，1997）。このように、生活習慣（ライフスタイル）や心理社会的ストレスがNK細胞活性と関連するということは、健康心理学にとって大変重要な示唆に富む。ガンという生命にとって脅威であり、これまで純粋に医学・生物学的現象であると考えられてきた疾患が日常生活や心理学的な事柄と関連していることを示唆するからである。不健康な生活習慣（ライフスタイル）や心理社会的ストレスがNK細胞活性の低下をもたらし、そのことによってガンの発症に影響を与えるということが

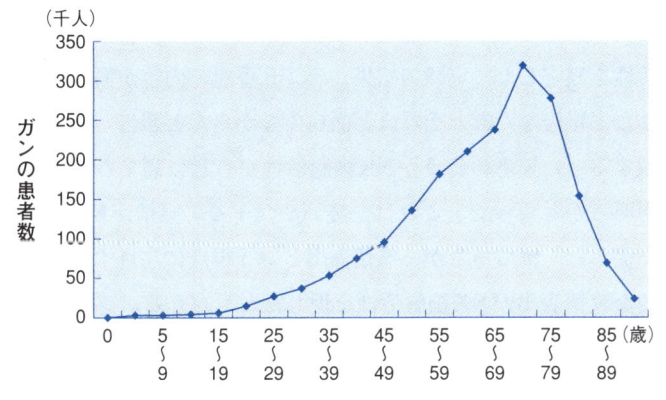

図 8-7　ガンの年代別患者数（平成17年厚生労働省統計データより）

表 8-2　NK 細胞活性へ影響を与える要因（まとめ）

NK細胞活性低下要因	NK細胞活性向上要因
加齢	若さ（20代がピーク）
喫煙	バランスの取れた食生活
アルコール依存	適度な運動習慣
偏食	禁煙
睡眠不足	十分な睡眠
運動不足	適温での入浴
受験	笑いやユーモア
戦争での捕虜状態	など
震災体験	
日常生活上の心理的ストレス状態　など	

推測できるのである。

筆者らは，医学部の学生を被験者にして，コメディ風にアレンジされた有名なテレビ番組を視聴してもらい，その前後にNK細胞活性を測定した。実験の結果，テレビ番組の内容が面白く，楽しめたと報告した群とそれほど面白くなかったと報告した群とを比較すると，前者のほうがNK細胞活性が有意に高まっていたことが明らかとなった。これは，笑いやユーモア感情がNK細胞活性を促した一例であるが，感情表出という視点に注目すると，主観的な感情表出がNK細胞活性を促したとも言える。感情表出を豊かにできる生活はガンの予防にもつながることが示唆されるのである。

8-2 冠状動脈疾患（狭心症・心筋梗塞）

定義と現象

冠状動脈疾患は虚血性心疾患とも呼ばれるが，狭心症と心筋梗塞を指す。心臓の動脈を冠状動脈と言うが，この冠状動脈が何らかの原因によって狭まったり，閉塞した状態になる病態を冠状動脈疾患と言う。たとえば，冠状動脈に脂質沈殿物がたまることをアテローム性動脈硬化と言うが，これが原因となる病態がよく知られている。あるいは，冠状動脈自体の収縮によって血流が悪くなる病態もある（冠動脈の攣縮）。またアテローム性動脈硬化と攣縮とを併発している病態も多い。いずれにせよ，冠状動脈の血流が悪くなり，程度がひどいとその先の心筋細胞への十分な血流供給が妨げられ，心筋細胞が壊死する心筋梗塞に至る。程度が軽度の場合を狭心症と言い，重篤な病態を心筋梗塞と言う。心筋梗塞は日本人の死亡原因の2位か3位を争う危険な疾患である（図

8-2 冠状動脈疾患（狭心症・心筋梗塞）　　201

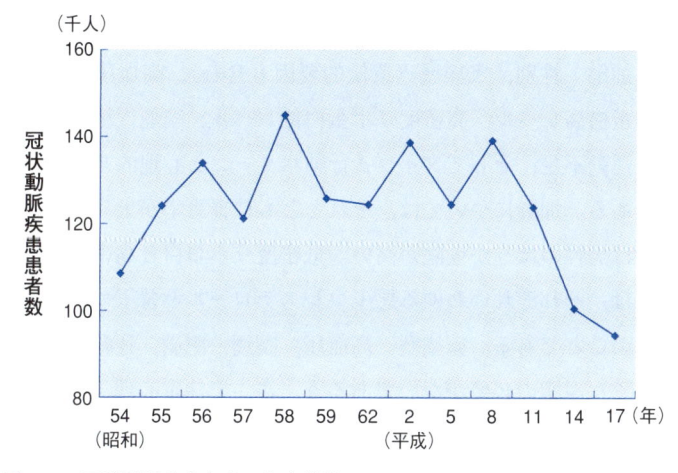

図 8-8　冠状動脈疾患患者の年次推移（平成17年厚生労働省統計データより）

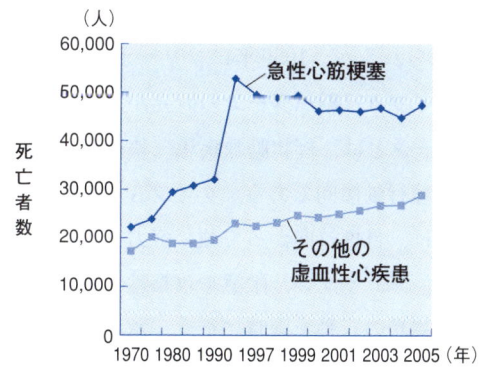

図 8-9　冠状動脈疾患による死亡者数の年次推移（平成17年厚生労働省統計データより）

8-8，図8-9）。一刻も早い医学的な処置が必要であることは言うまでもない。

冠状動脈疾患の危険因子としては，次のようなものが挙げられる。加齢，性別，家族歴（遺伝的要因も含む），高血圧，低密度リポ蛋白高レベル，高密度リポ蛋白低レベル，喫煙，糖尿病，肥満，運動不足，そしてタイプA行動パターンと心理的ストレスなどである。加齢については，それとともに罹患率が上昇する。性別では男性のほうが危険が高い。低密度リポ蛋白と高密度リポ蛋白とは，それぞれいわゆる悪玉コレステロールと善玉コレステロールのことである。家族歴，高血圧，喫煙，肥満，運動不足などはとくに説明の必要がないであろう。ここで健康心理学的な意味でもっとも注目すべきは，タイプA行動パターンと心理的ストレスである。

冠状動脈疾患とパーソナリティ，ストレスの研究

冠状動脈疾患に罹患しやすいパーソナリティがあるという報告は古くから見られるが，1959年にフリードマンとローゼンマンが発見したタイプA行動パターンの研究が大変有名である。タイプA行動パターンとは，冠状動脈疾患（狭心症・心筋梗塞）に罹患しやすい心理行動傾向である。タイプA行動パターンの具体的な特徴としては，目標に向かって強い努力を行う，競争心を持ちやすい，短気，怒りやすい，敵意や攻撃性を持ちやすい，時間切迫感がある，複数の行動を同時に行う，承認や昇進への欲求を持つ，などが挙げられる（表8-3）。図8-10はWCGS（Western Collaborative Group Study）という有名な研究の結果であるが，調査対象者をタイプA行動パターンとその反対の心理行動傾向を持つタイプB行動パターンとに分類し，追跡調査を行った結果で

表 8-3　タイプ A 行動パターンの具体的特徴

内的側面	イライラしやすい 緊張しやすい 時間切迫感が強い 几帳面 責任感が強い 過敏で警戒的 完璧主義的 自信家 短気
行動面・対人面	嫌味や皮肉を言う 怒りやすい 他者批判的 自他に厳しい 気配りをする 他者からの賞賛を求める 複数の行動を同時に行う 順番を待てない 大声で早口 何事にも性急 食事の時間が短い 睡眠が浅く，短い 熱中しやすい のんびりできない 行動が早い 生活があわただしい 暇な状態が苦手
社会的な面	強い目標達成動機を持つ 競争心旺盛 野心的 出世欲や向上心が強い いつも仕事を抱えている 仕事熱心，あるいは仕事中毒 仕事で注文や要求が多い

ある。タイプB行動パターンの具体的な特徴は，穏やかでのんびりしている，基本的に怒りや敵意などの激しい感情を表出しない，仕事はマイペースで対人的には温和であるなどと考えればわかりやすいだろう。もしも，心理行動傾向と冠状動脈疾患とに関連性がないなら，両群の比較で統計学的に有意な差は見出せないはずである。調査結果では，タイプA行動パターンの人はタイプB行動パターンの人と比較すると冠状動脈疾患の罹患率は2倍以上になっていることがわかる。

WCGSの後に行われた**フラミンガム研究**という大規模な調査研究でもWCGSと同様の結果が得られている（**図8-11**）。他にも多くの研究によってタイプA行動パターンと冠状動脈疾患との関連性が指摘されてきた。日本でもタイプA行動パターンの研究が行われてきたが，欧米の研究と比較して特徴的な因子（タイプA行動パターンの構成概念）として，保坂ら（1989）が提唱した**仕事中心主義的なタイプA行動パターン**が注目される。日本人が欧米と比較して競争的な面ではなく，仕事へのコミットメントの割合が強く前面に出ているという報告であるが，比較文化的にも興味深い現象であると言えるだろう。

タイプA行動パターンは多様な心理行動傾向からなる複合的な現象である。研究が進むうちに，タイプA行動パターンの中で一体どの現象や側面が冠状動脈疾患との関連性がもっとも強いのかという研究が進んできた。あるいは，グローバルなタイプA行動パターンが必ずしも冠状動脈疾患に関与していないという報告もでてきた。そこで，研究者の注目を集めたのが**怒り・敵意・攻撃性**である。怒り・敵意・攻撃性は文字通り，私たちが日常的に経験したり，表出したりする現象である。中には表立ってこれらの

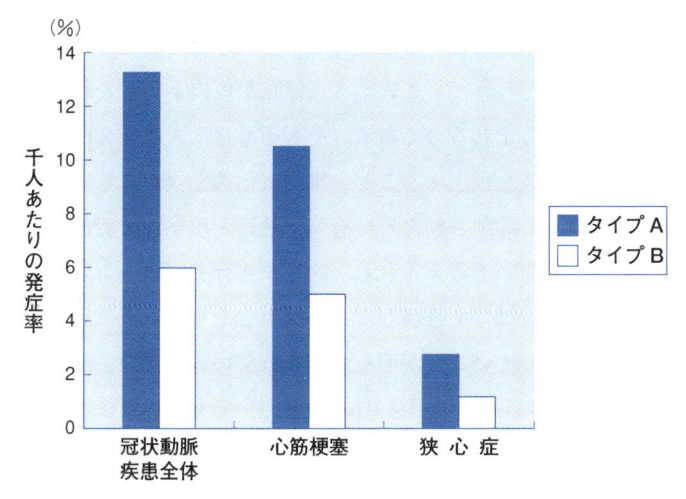

図 8-10 WCGS による行動パターンごとの疾患発症率（Rosenman et al., 1975）

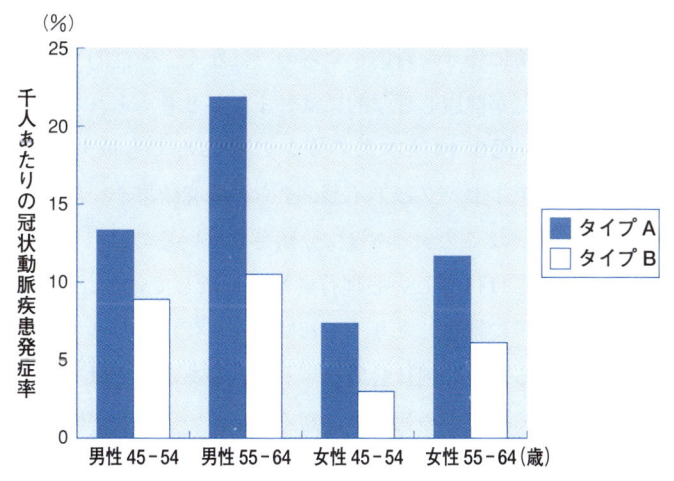

図 8-11 フラミンガム研究による行動パターンごとの冠状動脈疾患発症率（Haynes et al., 1980）

感情を他者に表出することはないという人もいるかもしれないが，たとえば嫌味や皮肉といった控えめな表出を行うことくらいはあるのではないだろうか。このような嫌味や皮肉といった現象も敵意や攻撃性に含まれるのである。そもそも日本人は社会的場面で強い主張や感情を表出することを嫌う文化的土壌がある。とは言え，マイルドに抑制された形で怒り・敵意・攻撃性を表出することは少なくはないと考えられる。タイプA行動パターンと同様に，怒り・敵意・攻撃性を経験したり，表出したりする人は冠状動脈疾患に罹患しやすいことが明らかになっている。また，怒りについては，7章の高血圧の項目（p.172参照）でも述べたように，これらの感情を経験したときにどのように表出したり，対処したりするかが健康心理学的に重要であると考えられる。Anger-OutやAnger-Inは冠状動脈疾患に対して危険因子となるが，Anger-Controlは冠状動脈疾患の抑制因子となることが示唆されている。怒りに対して感情に任せた対応をするのではなく，理性的，合理的に対処することが健康心理学的には好ましいと考えられる。

　図8-12から図8-14は本章のガンのところでも取り上げた，グロサースマティセックとアイゼンクらの研究結果を一部改変したものである。ここでタイプ2に分類されているのは，タイプA行動パターンとほぼ等しい心理行動傾向を指している。タイプ2の人は心臓疾患に罹患したり，これによって死亡したりする確率が高いのであるが，心理社会的なストレスがある人ではそれが少ない人に比べて罹患率や死亡率が高くなっていることが明らかである。このことから，タイプA行動パターンなどの心理行動傾向は単に冠状動脈疾患の危険因子というだけでなく，心理社会的ストレスが加わることによってその危険性が高くなることがわかる。

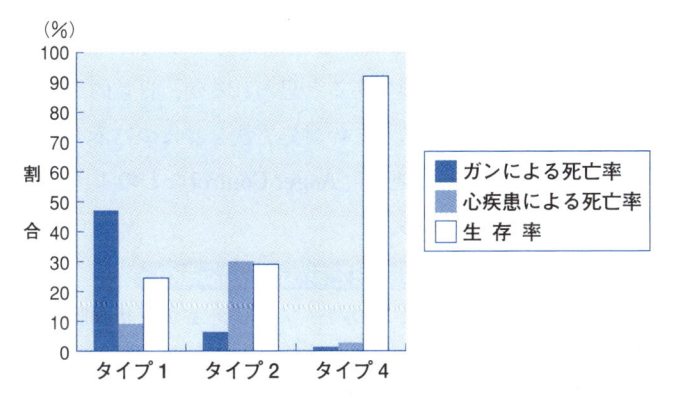

図8-12 パーソナリティタイプ別の11年後の死亡率と生存率：ユーゴスラビアでの研究（Grossarth-Maticek et al., 1988を改変）

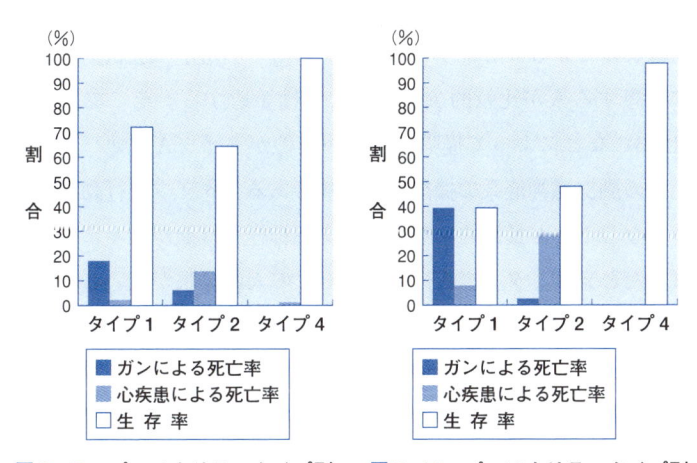

図8-13 パーソナリティタイプ別の11年後の死亡率と生存率：ハイデルベルクの低ストレス群での研究（Grossarth-Maticek et al., 1988を改変）

図8-14 パーソナリティタイプ別の11年後の死亡率と生存率：ハイデルベルクの高ストレス群での研究（Grossarth-Maticek et al., 1988を改変）

したがって、冠状動脈疾患の予防のためにはタイプA行動パターンや怒り・敵意・攻撃性などの心理行動的な傾向を修正したり、改善したりすることが重要であると思われるが、日常的な心理社会的ストレスに対しても望ましい対処方法を身につけることも重要であると言える。先に述べたAnger-Controlなどのように認知的な対処などが求められる。

パーソナリティと冠状動脈疾患をつなげているもの

タイプA行動パターンなどのパーソナリティが冠状動脈疾患の危険因子となるメカニズムについては諸説ある。タイプA行動パターンは自律神経系の交感神経系機能を刺激することは明白である。このことから高血圧などの冠状動脈疾患の危険因子を助長することになるであろう。しかしながら、交感神経系が日常的に優位になっていることが多いと言えるスポーツ選手に冠状動脈疾患に罹患する人が比較的少ないこととは矛盾する。そこで、早野（1993）などによって提唱されているのがタイプA行動パターンの人の副交感神経系の機能低下仮説である。タイプA行動パターンになることが長期的に続くと副交感神経系機能が徐々に低下する。たとえば、タイプA行動パターンの人は睡眠が浅いことなどが報告されているが、このことも副交感神経系機能が低下していると考えられる。副交感神経系の機能低下が続くと心拍数が高い状態が続くことになり、その結果として冠状動脈の血流が淀む時間が長くなる。そして冠状動脈の硬化が進むというものである。そのことを裏付けるように、タイプA行動パターンの人では安静時心拍数が増加しているという研究報告もある。タイプA行動パターンなどの心理行動傾向を修正するのは重要かもしれないが、副交感神経系機能を高めるという介入方法で冠状動脈疾患の予防

につながる可能性も示唆される。また，副交感神経系機能は心理社会的ストレスによっても低下するので，心理学的なリラクセーションによって疾患を予防することができるかもしれない。自律訓練法や呼吸法，筋弛緩法，瞑想などのリラクセーション技法は身体的な負担も少なく，安全な健康増進法と言えるだろう。

参考図書

福西勇夫・山崎勝之（編）(1995)．ハートをむしばむ性格と行動——タイプAから見た健康へのデザイン—— 星和書店

　タイプA行動パターンに関して詳しくまとめられた専門書である。

水沼　寛・清水義治 (1988)．ガンにかかりやすいパーソナリティ——ガンの予防と治療のための新提案—— 白馬出版

　初学者にもわかりやすくまとめられている。

桃生寛和・早野順一郎・保坂　隆・木村一博（編）(1993)．タイプA行動パターン　星和書店

　タイプA行動パターンについて詳しくまとめられた専門書。研究者向け。

Siegman, A. W., & Smith, T. W. (1994). *Anger, hostility, and the heart.* Lawrence Erlbaum Associates.
　　（シーグマン，A. W.・スミス，T. W.　福西勇夫・保坂　隆・秋本倫子・尾崎　進（訳）(1996)．ストレスと心臓——怒りと敵意の科学—— 星和書店）

　怒り・敵意・攻撃性と心臓血管系の健康について詳しい専門書。

健康心理学の将来

　これまでの各章で述べられてきたことにより，現状における健康心理学の知識を学習できたものと思う。しかし，健康心理学は始まったばかりの学問であり，発展途上のものであるため，今後どのような展開を見せるのか未知の部分もある。本章では予想される問題点と発展の方向などについていくつか述べることにする。

9-1 健康心理学の地位の確立

　他の心理学の領域に比べると，健康心理学はそれが成立してからまだ日が浅い。しかしそれにもかかわらず健康心理学の研究は日増しに盛んになっている。これは健康がいつの時代にもまして重要な価値になっているからであろう。健康心理学は心理学の領域においては，心だけではなく身体も対象にするというまったく新しい領域を開拓したわけであり，この点で歴史が浅いにもかかわらず，ユニークな領域として，すでに確固とした地位を確立したと言える。

　健康心理学では更なる研究が期待されるわけではあるが，困難な課題も山積している。たとえば，健康心理学は基礎的な研究として実験的研究も重要であるが，現場での実績が期待されるものでもあるので，現場的な研究も必要である。このような研究にはフィールドの確保が重要であるが，それが困難であることが多い。またこのような場合，比較群の構成が難しいとか，長期にわたる観察が必要な場合もあるので，これにも大変な努力を要する。また健康心理学は他の学問（たとえば医学）の研究にまたがることもあるので，そのような協力を取り付けるのも大変なことである。ここに挙げた問題点はほんの一部に過ぎず，前途は多難であるが，それに値する価値のある学問領域であると断言できよう。

9-2 健康心理学の使命

生活の質

　先進国においては，生活の質（QOL）が課題になっている（Topic 9-1）。生活の質を考える上では健康が重要な要素になる。病気になると生活の質は低下し，また逆に健康の維持のためには生活

Topic 9-1 生活の質

生活の質 (Quality of Life;QOL) とは,身体的,心理的,職業的,社会的機能を十分に発揮できていて,生活に満足していると思える程度を表す。慢性疾患からの回復の程度を計る指標となる。表9-1は100を満点として,健康な平均的アメリカ人の生活の質の評価に対して,疾患を持ったアメリカ人の生活の質に対する評価の程度を表している。

表9-1 平均的アメリカ人および慢性病者のQOL度 (Taylor, 1999)

	身体的機能	身体活動	身体的痛み	一般的健康	活力	社会的機能	情動性	精神衛生
平均的アメリカ人	92.1	92.2	84.7	81.4	66.5	90.5	92.1	81.0
うつ病	81.8	62.8	73.6	63.6	49.0	68.5	47.8	53.8
偏頭痛	83.2	54.0	51.3	70.1	50.9	71.1	66.5	66.4
高血圧	89.5	79.0	83.8	72.6	67.2	92.1	79.6	77.3
骨関節炎	81.9	66.5	69.7	70.4	57.0	90.1	85.5	76.5
タイプⅡ糖尿病	86.6	76.8	82.8	66.9	61.4	89.4	80.7	76.6

Topic 9-2 予 防

予防には次のような3段階の対応があると言う。

1. 1次予防

健康な状態のときにも,健康を維持し,増進するための対応を心がけることである。たとえば定期的にジムに通ったりして運動する習慣を身につける,あるいは老齢者は激しい運動ではなく,規則正しくウォーキングをするなどである。また,良習慣も人切である。最近問題になっているが,3度の食事を励行することは言うまでもなく,栄養の偏り(偏

の質を維持することが大切である。とくに回復の望みのない病態のときの生活の質をどのように維持するか，あるいは障害が残るような手術を今やるべきか控えるべきかという問題は将来の生活の質を考慮して決断される。生活の質は健康との関連で無視できない要因であるが，このような問題の解決に健康心理学は関与する。

予 防

健康の維持増進のためのライフスタイルの形成，疾病に導くような不健康な生活習慣の変容は健康心理学のもっとも重要なテーマである。病気に導く不健康な生活習慣をとらないようにするのがまず必要である。たとえば肺ガンの危険因子と言われている喫煙をしない習慣をつけることであるが，ひとたび喫煙の習慣がついてしまった後は，それを止めて発病を防ぐ手立てをしなければならない。しかし，一度ついた喫煙習慣を止めることは，最初から喫煙をしない習慣をつけることよりも何倍も大変な作業となる。ところが一般に人間は障害を事前に防ぐ行動は，障害を経験しないとできないものである。したがって健康の維持や予防のための行動を障害を経験する前に動機づけるのは大変難しいのであるが，このことこそ健康心理学が果たすべき役割というべきであろう。なぜならばこのことは医学や臨床心理学が行っていない領域だからである（Topic 9-2）。

対処法

病気の予防や病気になったときの対処法を提供するのが健康心理学の役割である。たとえばストレスに対する対処法（ストレスマネージメント）を学習させるといったことであるが，これは健康心理学の固有の仕事と言える。またひとたび病気になったとき，

食)のないよう，子どもの頃から心がける必要がある。幼児からの習慣として，親が心がけるものに歯磨きの習慣があるが，ただ行うだけではなく，いつどのように磨くのか磨き方まで教えておく必要がある。また，青年期には飲酒や喫煙の習慣，あるいは夜更かしの習慣がつきやすいので，好ましくない生活習慣がつかないように自ら心がけることは言うまでもないが，家族などからのサポートも必要である。

このような予防は，健康観や病気に関する情報・知識があると実行しやすい。これらの教育は学校のカリキュラムに取り入れられているが，社会教育として，マスコミや新聞など公共手段を通じて，広められることが必要である。

2. 2次予防

病気になりやすい状態に気がついたり，危険を感じたときの手立てである。この時期はむしろ健康なときよりも予防に関して動機が高くなる。まずは定期の健康診断や人間ドックのような精密検査を受けて，健康状態に関する情報を得ることである。危険な状態に関して，ストレス対処法を学んだり，生活習慣を改善したり，原因となる行動（たとえば肥満や塩分の取りすぎ）に注意したりして，深刻な疾病の予備段階となる慢性疾患（たとえば高血圧）の改善に取り組むことである。この段階では医師による投薬も含まれる。いずれにせよ病気を事前に把握して対応するための早期発見，早期対応が求められる。

なお，2次予防では地域の保健所，学校や企業の保健室，なじみの開業医などが関係機関となる。

3. 3次予防

これは予防という言葉が適切かどうか問題があるが，病後の回復期に対する対応でもあり，また同時に再発に対する対応でもある。回復に向けて行われるリハビリテーションは医学的な側面もあるが，どちらかというと介護的な側面があると言える。3次予防では病後の生活習慣やストレス対処法を身につけなければならない。そして再発に対する予防を心がけることが必要であろう。

それによって生じる心理的不適応状態に対する療法を施すのも健康心理学者の仕事である。これからは慢性疾患に対する対処法も考える必要があるだろう。これらの技法は臨床心理学で行われているものと重なるが、健康心理学の場合、心の病気のためのものであるよりは、身体的疾患から生じる心理的な問題であるところが臨床心理学と異なるであろう。この辺は将来細かく区分されるであろう。

コストベネフィット

健康の問題に健康心理学が介入し始めたのには、いろいろな理由があるが、その一つに**医療費**の増大を防ぐためということがある（**Topic 9-3**）。治療よりも予防が叫ばれ始めたのも同じ理由である。しかし果たして健康心理学の介入によって医療費が節減されるのか、今後、厳密に検証されなければならない。職場でウエルネス・プログラムを導入して、医療保険の節約になっているかどうか、あるいは医療費の問題のみでなく、社員達の欠勤が少なくなったか、また社員達の仕事の満足度、生産性の向上はどうであるかなどである。また病院においては入院日数の減少になったか、薬の投与量の減少になったか、など**コストベネフィット**に対する関心を払わなければならない。資料によると、健康心理学的、あるいは行動医学的介入が医学的治療の頻度を低減させていることは事実である（**表9-2**参照）。

9-3　職業と教育

健康心理学は新しい分野であるため、わが国では専門的な資格に関しては、日本健康心理学会の認定健康心理士のような資格はあるが、医学のような国家資格はまだない。これは将来の課題である。

Topic 9-3　医療費の増大

　最近の重大な問題として，医療費が急速に増え続けていることがある（図9-1）。この問題に対処するために，最近医療保険制度の見直しが行われているが，同時に病気にならないための予防手段に対する関心が高まってきている。この場合医療費と予防費とではどちらが経済的かを客観的に評価されねばならないであろう。このことに関してはまだ対応がなされていないようであるが，現在医療費がいかに増大しているかを知っておく必要があるだろう。なお医療費は加齢と共に増える（図9-2）。

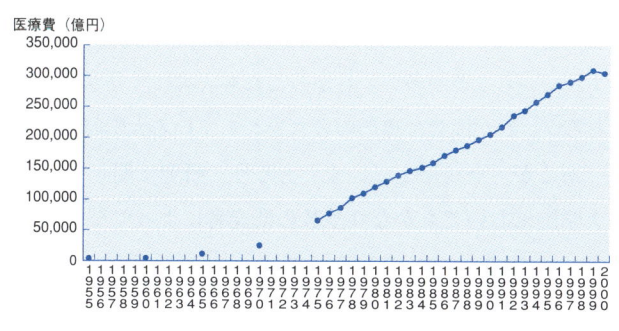

図9-1　医療費の年次増加（山田，2003）

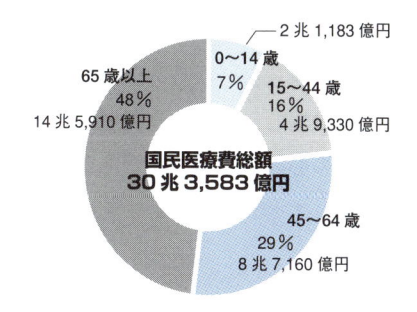

図9-2　医療費の年齢段階による分類（2000年度）（山田，2003）

- 0〜14歳　7%　2兆1,183億円
- 15〜44歳　16%　4兆9,330億円
- 45〜64歳　29%　8兆7,160億円
- 65歳以上　48%　14兆5,910億円
- 国民医療費総額　30兆3,583億円

健康心理学が必要とされる現場は多数あると言えるが，まだ世間では十分に認知されていないため，未開拓である。たとえば病院はもっともふさわしい職場と考えられ，アメリカではようやくその地位が認められつつあるようであるが，わが国ではこれからである。一方病院以外では学校の保健室，保健所，リハビリセンター，あるいは企業の保健室などが考えられる。そして他の職種の人達（看護師，ソーシャルワーカーなど）と職域を分けて協力できるような体制の構築がこれから望まれる（**表9-3**）。

なお，健康心理学の教育であるが，現在アメリカにおいても健康心理学専門のコースはまだ多くなく，臨床心理学のコースの中に含まれていることが多い。しかしこれも次第に区分されていくことであろう。わが国では専門の教育を行っている大学院は現在2校だけであるが，今後増えていくであろう。研究に関してはそれ以外の大学院においてもかなり多数の研究者によってなされている。

9-4 医療の問題への挑戦

医療の分野では新しい技術の進歩とともにさまざまな**医療倫理**の問題が起こってきている。このような問題には必然的に健康心理学も関与しなければならないだろう。

たとえば妊娠中絶の場合，医学的な問題から中絶せざるを得ない場合でも，その後の心のケアの問題がある。そうでない中絶の場合には，すべきか，すべきでないかの判断について，難しい心のケアが必要である。

子どもをもうける手段は今までは夫婦の性行動か養子縁組くらいしかなかったが，最近ではさまざまな手段がとられるようになってきた。とくに代理母を用いるような場合は当該の大人ばかり

表 9-2 行動医学的介入による医学的治療の頻度の低減
(Taylor, 1999)

医学的治療	頻度の低減率
通院総数	－17％
軽症外来	－35％
急性の小児科外来	－25％
急性ぜんそく外来	－49％
関節炎外来	－40％
帝王切開	－56％
出産硬膜外麻酔	－85％
外科手術後の入院日数	－1.5

表 9-3 健康心理学者はどこで働いているか？（アメリカの場合）
(American Psychological Association, 1996)

大学や専門学校	24.9％
医学部	15.9％
他の教育機関	3.0％
学校と他の教育機関	1.0％
個人開業	27.4％
病院やクリニック	17.45％
その他	11.0％

でなく，生まれてくる子どもの将来のアイデンティティに関わる問題がある。このような問題の可能性について，健康心理学で考えていかねばならない。

また，厳しい手術の場合，**インフォームドコンセント**にまつわる問題がある。成功率に基づく選択，あるいは他の病院の医者に変えるなどの相談にも関わらねばならないであろう。

最近は**臓器移植**が行われる頻度が高まってきた。新しい臓器が適合するか，予後の健康管理など健康心理学にとっては新しいテーマである。

遺伝子操作も最近のことである。遺伝子による病気の可能性が指摘されたとき，この情報をどう扱うか，そしてどう対処するのかについて，その判断に健康心理学はいやおうなしに関わらねばならないことになるだろう。

安楽死も深刻な問題である。わが国ではいずれも第三者がこれに関わることは許されていないが，それらの悩みを抱えている人に対する心のケアは求められることがあるかもしれない。

以上のように現在もそして将来においても突きつけられる医療に関する深刻な諸問題に対して，健康心理学は今後ますます役割を分担し，かつ責任を課せられることになっていくであろう（**表9-4**）。

参考図書

木下冨雄（2002）．健康心理学の将来展望　日本健康心理学会（編）
　健康心理学概論　実務教育出版
　広い立場から健康心理学について批評している。

表9-4　倫理的ジレンマ（Sarafino, 2002）

次の事例は新聞記事に出ていた本当の話である。これをあなたはどのように考えるか。

1. 47歳の女性が長い間の飲酒の結果，肝硬変になった。彼女はもし肝臓移植が受けることが可能ならば，飲酒をやめると約束した。将来飲酒が起こりそうなので，彼女の依頼は拒否された。

2. 高血圧であって，太りすぎで，チェインスモーカーで，ほとんど体を動かさない51歳の男が7年前に最初の心臓発作を起こしていた。彼の心臓移植の依頼は，危険因子を続けるという理由で拒否された。

3. 28歳の女性が，ついには死に至る遺伝的な肢体不自由の病気を持っていた。その彼女が50パーセントの確率で病気が子どもに伝わることを知りながら，妊娠したいと決めた。彼女は妊娠中絶を考えようとしなかった。

4. 37歳の社員が上司からもし喫煙を止め，コレステロールを低くしないならば，雇用者が払う健康保険料の半分を払えといわれた。

5. 体重を減らすことを拒否した肥満の20歳の女性が成績もよく，臨床の態度もよいにもかかわらず，患者にとってよくない例になるからといわれて，看護学校を退学させられた。

6. 24歳の男は肥満で，喫煙しているという理由で銀行員の雇用を拒否された。

7. 30歳の女性が，もし妊娠したら胎児に害があるかもしれないというガスが流れる職場での仕事への昇進を拒否された。

8. 1歳になったとき子どもが白血病になったために，家族の健康保険をはらうことになっている会社が，保険料を4倍にした。

引用文献

1章

Anderson, N. B.（1998）. Levels of analysis in health science : A frame work for integrating sociobehavioral and biomedical research. *Annals of the New York Academy of Science*, **840**, 563-576.

Eisenberg, D. M., Davis, R. B., Ettner, S. L., Appel, S., Wilkey, S., Van Rompay, M., & Kessler, R. C.（1998）. Trends in alternative medicine use in the United States, 1990-1997 : Results of a follow-up national survey. *The Journal of the American Medical Association*, **280**, 1569-1575.

学研新世紀大辞典（1968）. 学習研究社　p.1556, p.1652.

蒲原聖可（2002）. 代替医療――効果と利用法――　中央公論新社

広瀬弘忠（2001）. 心の潜在力――プラシーボ効果――　朝日新聞社

Horwitz, R. I., Viscoli, C. M., Berkman, L., Donaldson, R. M., Horwitz, S. M., Murray, C. J., Ransohoff, D. F., & Sindelar, J.（1990）. Treatment adherence and risk of death after a myocardial infection. *The Lancet*, **336**, 542-545.

Sarafino, E. P.（2002）. *Health psychology : Biopsychosocial interactions*. 4th ed. NY : John Wiley.

Taylor, S. E.（1999）. *Health psychology*. 4th ed. Boston : McGraw-Hill.

内山喜久雄（1997）. 行動医学　日本健康心理学会（編）健康心理学辞典　実務教育出版

内山道明（1997）. 心身医学　日本健康心理学会（編）健康心理学辞典　実務教育出版

上田古（1997）. 健康観　日本健康心理学会（編）健康心理学辞典　実務教育出版

余語真夫（2002）. アセスメントのターゲット　日本健康心理学会（編）健康心理アセスメント概論　実務教育出版

2章

Cohen, S., Kamarck, T., & Mermelstein, R. (1983). A global measure of perceived stress. *Journal of Health and Social Behavior*, **24**, 385-396.

Friedman, M., & Rosenman, R. H. (1974). *Type A behavior and your heart*. NY : Knopf.
　（フリードマン，M.・ローゼンマン，R. H. 河野友信（監修）新里里春（訳）（1993）．タイプA――性格と心臓病――　創元社）

Holmes, T. H., & Rahe, R. H. (1967). The social readjustment rating scale. *Journal of Psychosomatic Research*, **11**, 213-218.

Jacobson, E. J.. (1938). *Progressive relaxation*. Chicago : University of Chicago Press.

Kabat-Zinn, J. (1990). *Full catastrophe living : Using the wisdom of your body and mind to face stress, pain, and illness*. New York : Delta Trade Paperbacks.
　（カバットジン，J. 春木　豊（訳）（1993）．生命力がよみがえる瞑想健康法――"こころ"と"からだ"のリフレッシュ――　実務教育出版）

神庭重信（1999）．こころと体の対話――精神免疫学の世界――　文藝春秋

Kanner, A. D., Coyne, J. C., Schaeffer, C., & Lazarus, R. S. (1981). Comparison of two modes of stress measurement : Daily hassles and uplifts versus major life events. *Journal of Behavioral Medicine*, **4**, 1-39.

Kobasa, S. C. (1979). Stressful life events, personarity, and health : An inquiry into hardiness. *Journal of Personality and Social Psychology*, **37**, 1-11.

Lazarus, R. S., & Folkman, S. (1984). *Stress, appraisal, and coping*. NY : Springer.
　（ラザルス，R. S.・フォルクマン，S. 本明　寛・春木　豊・織田正美（監訳）（1991）．ストレスの心理学――認知的評価と対処の研究――　実務教育出版）

成田善弘（1993）．心身症　講談社

野口京子（1998）．健康心理学　金子書房

佐々木雄二 (2003). 自律訓練法　日本健康心理学会 (編) 健康心理カウンセリング概論　実務教育出版

Sarafino, E. P. (2002). *Health psychology : Biopsychosocial interaction*. 4th ed. NY : John Wiley.

Selye, H. (1936). A syndrome produced by diverse nocuous agents. *Nature*, **138**, 32.

Taylor, S. E. (1999). *Health psychology*. 4th ed. Boston : McGraw-Hill.

内薗耕二 (1992). ストレス覚え書　日本化学会 (編) ストレスを科学する　大日本図書

3章

上里一郎 (監修) (2005). 成人期の危機と心理臨床――壮年期に灯る危険信号とその援助――　ゆまに書房

エイズ予防財団 (2006). エイズ予防ネット〈http://api-net.jfap.or.jp/〉(2006年9月30日)

Ajzen, I., & Fishbein, M., (1980). *Understanding attitudes and predicting social behavior*. Englewood Cliffs, NJ : Prentice-Hall.

Ajzen, I., & Madden, J. T. (1986). Prediction of goal-directed behavior : Attitudes, intentions, and perceived behavior control. *Journal of Experimental Social Psychology*, **22**, 453-474.

Bandura, A. (1965). Influence of model's reinforcement contingencies on the acquisition of imitative responces. *Journal of Personality and Social Psychology*, **1**, 589-595.

Bandura, A. (1977). Self-efficacy : Toward a unifying theory of behavioral change. *Psychological Review*, **84**, 191-215.

Becker, M. H. (1990). Theoretical models of adherence and strategies of improving adherence. In S. A. Schumaker, E. B. Schron, & J. K. Eckene (Eds.), *Handbook of health behavior change*. New York : Springer.

Becker, M. H., & Mainman, L. A. (1975). Sociobehavioral determinants of compliance with health and medical care recommendation. *Medical Care*, **13**, 10-24.

Breslow, L., & Somers, A. R. (1977). The lifetime health monitoring program. *New England Journal of Medicine*, **296**, 601-608.

Burg, M. M., & Seeman, T. E. (1994). Families and health : The negative side of social ties. *Annals of Behavioral Medicine*, **16**, 109-115.

Chrisler, J. C. (1996). PMS as a culture-bond syndrome. In J. C. Chrisler, C. Golden, & P. D. Rozee (Eds.), *Lectures on the psychology of women*. New York : McGraw-Hill.

Christensen, A. J., & Smith, T. W. (1995). Personality and patient adherence : Correlates of the five-factor model in renal dialysis. *Journal of Behavioral Medicine*, **18**, 305-313.

中央労働災害防止協会 (2006). 平成17年度職場におけるメンタルヘルス対策のあり方検討委員会報告書 中央労働災害防止協会

Erikson, E. H. (1950). *Childhood and society*. W. W. Norton.
(エリクソン, E. H. 仁科弥生 (訳) (1977). 幼児期と社会1 みすず書房)

藤枝静暁・相川 充 (1999). 学級単位による社会的スキル訓練の試み 東京学芸大学紀要Ⅰ部門, **50**, 13-22.

Godin, G., & Shepard, R. J. (1990). Use of attitude-behavior models in exercise promotion. *Sports Medicine*, **10**, 103-121.

日野原重明 (2003). よく生きる——ひとり一人のよい人生を全うしていただくための提言—— ライフ・プランニング・センター

堀毛裕子 (1991). Health locus of control尺度の作成 健康心理学研究, **4**, 1-7.

金山元春・佐藤正二・前田健一 (2004). 学級単位の集団社会的スキル訓練——現状と課題—— カウンセリング研究, **37**, 270-279.

厚生統計協会 (2005). 国民衛生の動向・厚生の指標 臨時増刊 Vol.52 厚生統計協会

引用文献

厚生労働省（2000）．健康日本21〈http://www.kenkounippon21.gr.jp/kyogikai/0_top.html〉（2006.9.30）

厚生労働省（2002）．国民栄養調査　厚生労働省

厚生労働省（2003）．国民健康・栄養調査　厚生労働省

厚生労働省（2004a）．「子どもの事故予防のための市町村活動マニュアルの開発に関する研究」報告書　平成16年度厚生労働省研究班

厚生労働省（2004b）．自殺死亡統計の概況〈http://www.mhlw.go.jp/toukei/saikin/hw/jinkou/tokusyu/suicide04/3.html〉（2006.9.30）

厚生労働省（2005）．国民生活基礎調査　厚生労働省

厚生労働省（2006a）．健やか親子21〈http://rhino.yamanashi-med.ac.jp/sukoyaka/〉（2006.9.30）

厚生労働省（2006b）．人口動態統計年報〈http://www.mhlw.go.jp/toukei/saikin/hw/jinkou/suii05/deth2.html〉

厚生労働省（2006c）．平成16年国民健康・栄養調査の概要　第22回厚生科学審議会地域保健健康増進栄養部会資料

小玉正博（2002）．健康行動と行動変容　現代のエスプリ，**425**，26-36. 至文堂

Lewis, F. M., & Daltroy, L. H. (1990). How causal explanations influence health behavior: Attribution theory. In K. Glanz, F. M. Lewis, & B. K. Rimer (Eds.), *Health behavior and health education: Theory, research, and practice*. San Francisco: Jossey Bass.

Maddux, J. E., & Rogers, R. W. (1983). Protection motivation and self-efficacy: A revised theory of fear appeals and attitude change. *Journal of Experimental Social Psychology*, **19**, 469-479.

松本清一（1999）．日本女性の月経　日本性医学大系Ⅲ　フリープレス

文部科学省（2001）．児童生徒の心の健康と生活習慣に関する調査報告書〈http://www.mext.go.jp/b_menu/houdou/14/05/020514.htm〉（2006.9.30）

文部科学省（2006a）．児童生徒の問題行動等の状況について〈http://www.

mext.go.jp/b_menu/houdou/17/09/05092704.htm〉(2006.9.30)

文部科学省（2006b）．平成16年度体力・運動能力調査報告書〈http://www.mext.go.jp/b_menu/houdou/18/10/06100304.htm〉

文部科学省（2006c）．データからみる日本の教育2005〈http://www.mext.go.jp/b_menu/shuppan/toukei/05071201/001.htm〉(2006.9.30)

文部科学省（2006d）．新家庭教育手帳・乳幼児編ドキドキ子育て〈http://www.mext.go.jp/a_menu/shougai/katei/main8_a1.htm〉(2006.9.30)

NCHS (National Center for Health Statistics) (2006). Health United States 2005 〈http://www.cdc.gov/nchs〉(2006.9.30)

Perry, C., & Kelder, S. H. (1992). Models for effective prevention. *Journal of Adolescent Health*, **13**, 355-363.

Prochaska, J. O., DeClemente, C. C., & Norcross, J. C. (1992). In search of how people change : Applications to addictive behaviors. *American Psychologist*, **47**, 1102-1114.

Rogers, R. W. (1975) . A protection motivation theory of fear appeals and attitude change. *Journal of Psychology*, **91**, 93-114.

Rogers, R. W. (1983). Cognitive and physiological processes in fear appeals and attitude change : A revised theory of protection motivation. In J. T. Cacioppo, & R. E. Petty (Eds.), *Social psychophysiology*. New York : Gilford Press.

Rosenstock, I. M. (1966). Why people use health services. *Millbank Memorial Fund Quarterly*, **44**, 94-127.

Rosenstock, I. M. (1974). Historical origins of the health belief model. *Health Education Monographs*, **2**, 328-335.

Rosenstock, I. M., & Kirscht, J. P. (1979). Why people seek health care. In G. C. Stone, F. Cohen, & N. E. Adler (Eds.), *Health psychology : A handbook*. San Francisco : Jossey-Bass.

Rotter, J. B. (1966). Generalized expectancies forinterna : Versis external control of reinforcements. *Psychological Monographs*, **80**, 1-28.

佐久間一郎（2004）．日本人におけるコレステロールと冠動脈疾患および総死亡の関係　性差と医療　Vol.1　じほう　pp.19-24.

Sarafino, E. P.（2001）. *Behavior modification : Principles of behavior change*. 2nd ed. Mountain View, CA : Mayfield.

Sarafino, E. P.（2002）. *Health psychology : Biopsychosocial interactions*. 4th ed. John Wiley & Sons.

Schwarzer, R.（1992）. *Self efficacy : Thought control of action*. Washington DC : Hemisphere.

白崎昭一郎（1997）．老健法健診と死亡との関係――高コレステロールと肥満はよくないか――　日本医事新報，**3831**，41-48.

Siebold, D. R., & Roper, R. E.（1979）. Psychosocial determinants of health care intentions : Test of the Triandis and Fishbein models. In D. Nimmo（Ed.）, *Communication yearbook 3*. New Brunswick : Transaction Books.

竹中晃二（2004）．トランスセオレティカルモデル――TTMの概要――　心療内科，**8**（4），264-269.

Taylor, S. E.（1995）. *Health psychology*. McGraw-Hill.

藤内修二・畑　栄一（1994）．地域住民の健康行動を規定する要因――Health Belief Model による分析――　日本公衆衛生学雑誌，**41**（4），362-369.

Triandis, H. C.（1977）. *Interpersonal behavior*. Monterey, CA : Brooks/Cole.

Wallston, K. A., Wallston, B. A., & Devellis, R.（1978）. Development of the Multidimensional Health Locus of Control（MHLC）scales. *Health Education Monographs*, **6**, 160-170.

WHO（編）川畑徹朗・西岡伸紀・高石昌弘・石川哲也（監訳）JKYB研究会（訳）（1997）．WHOライフスキル教育プログラム　大修館書店

4章

足達淑子（1997）．ライフスタイルを見直す減量指導――行動療法による体重コントロール――　法研

米国国立保健研究所・老化医学研究所　高野利也（訳）（2001）．50歳からの健康エクササイズ――体操・運動・安全・栄養――　岩波書店

Belloc, N. B., & Breslow, L. (1972). Relationship of physical health status and health practices *Preventative Medicine*, **1**, 409-421.

Belloc, N. B., & Hopkins, P. N. (1992). Effects of dietary cholesterol on serum cholesterol : A meta-analysis and review. *American Journal of Clinical Nutrition*, **55**, 1060-1070.

Hopins, P. N. (1992). Effects of dietary cholesterol on serum cholesterol : A meta-analysis and review. *American Journal of Clinical Nutrition*, **55**, 1060-1070.

JKYB研究会（編）（1995）．NICE Ⅱ　大修館書店

健康日本21推進フォーラム「健康を支える」研究会（編著）（2002）．これで禁煙！――決定版・禁煙ツールガイド――　法研

健康日本21推進フォーラム「健康教育」研究会（編）（2002）．運動セラピー――生活習慣病は運動不足病！――　法研

小林賢二・原田幸男（編著）（2002）．新・喫煙防止教育の展開事例集　一橋出版

小林賢二（1999）．喫煙防止教育ハンドブック――理論と20の実験指導法――　学事出版

厚生労働省（2004）．国民栄養調査

厚生省（1999）．生活習慣病のしおり

宮崎　滋（2002）．肥満症教室――生活習慣病克服のために――　新興医学出版社

中島義明・今田純雄（編）（1996）．たべる――食行動の心理学――　朝倉書店

岡部竜吾（2005）．喫煙と健康　長谷村健康フォーラム講演集

Sallis, F. J., & Owen, N. (1999). *Physical activity and behavioral medicine.* Sage.（サリス, F. J.・オーウェン, N. 竹中晃二（監訳）（2000）．身体活動と行動医学――アクティブ・ライフスタイルをめざして――　北大路書

房）

Sarafino, P. E.(Ed.)(2006). *Health psychology : Biopsychosocial interactions.* 5th ed. NJ : John Wiley & Sons.

Serdula, M. K., Mokdad, A. H., Williamson, D. F., Galuska, D. A., Mendlein, J. M., & Heath, G. W. (1999). Prevalence of attempting weight loss and strategies for controlling weight. *Journal of the American Medical Association*, **282**, 1353-1358.

Striegel-Moore, R., & Rodin, J. (1985). Prevention of obesity. In J. C. Rosen, & L. J. Solomon (Eds.), *Prevention in health psychology.* Hanover.

高橋裕子（2005）．新禁煙時代――無縁社会の実現にむけての喫煙者へのサポート―― 日本健康心理学会第18回大会特別講演

竹中晃二（編）（1998）．健康スポーツの心理学 大修館書店

高久史麿・猿田享男・北村惣一郎・福井次矢（総合監修）（2004）．最新版家庭医学大全科 法研

和田高士（2004）．最新版家庭医学大全科 法研

財団法人日本学校保健会（編）（2000）．喫煙・飲酒・薬物乱用防止に関する指導の手引き 第一法規

5章

足立忠夫（1994）．患者対医師関係論――患者の「医学概論」―― 東洋書店

Beckman, H. B., & Frankel, R. M. (1984). The effect of physician behavior on the collection of data. *Annals of Internal Medicine*, **101**, 692-696.

Bruera, E., Sweeney, G., Willey, J., Palmer, J. L., Tolley, S., Rosales, M., & Ripamonti, C. (2003). Breast cancer patient perception of the helpfulness of a prompt sheet versus a general information sheet during outpatient consultation : A randomized, controlled trial. *Journal of Pain and Symptom Management*, **25**, 412-419.

Chun, C. A., Enomoto, K., & Sue, S. (1996). Health care issues among Asian

Americans : Implications of somatization. In P. M. Kato, & T. Mann (Eds.), *Handbook of diversity issues in health psychology*. Plenum.

Cramer, J. A., & Rosenheck, R. (1998). Compliance with medication regiments for mental and physical disorders. *Psychiatric Services*, **49**, 196-201.

デーケン,A.(1996).死とどう向き合うか 日本放送出版協会

Derogatis, L. R. (1986). The Psychosocial Adjustment to Illness Scale (PAIS) *Journal of Psychosomatic Research*, **30** (1), 77-91.

Hazen-Klemens, I., & Lapinska, E. (1984). Doctor-patient interaction, patients' health behavior and effects of treatment. *Social Science and Medicine*, **19** (1), 9-18.

ヘルツリンガー,R. E. 岡部陽二(監訳)(2003).消費者が動かす医療サービス市場——米国の医療サービス変革に学ぶ—— シュプリンガー・フェアラーク東京

池上直己・福原俊一・下妻晃二郎・池田俊也(2001).臨床のためのQOL評価ハンドブック 医学書院

池永 満(1999).患者の権利 改訂増補版 九州大学出版会

石原俊一(2002).リハビリテーションの健康心理学 島井哲志(編)健康心理学——拡大する社会的ニーズと領域——(健康心理学的介入の展開) 現代のエスプリ,**425**,112-122.至文堂

石崎優子・小林陽之助(2002).慢性疾患の子どもの心理社会的問題 小児科,**43** (6),812-816.

岩崎 榮・高柳和江(編)(1997).人間医療学 南山堂

川口隆康・坂口禎男・田尻后子(1994).入院患者のストレス要因に関する検討 日本看護研究学会雑誌,**17** (2),21-29.

健康・体力づくり事業財団〈http://www.health-net.or.jp/〉

厚生労働省(2006).〈http://www.mhlw.go.jp/toukei/saikin/hw/k-iryohi/04/kekka1.html〉

厚生統計協会(2004).国民衛生の動向・衛生の指標臨時増刊51巻9号 厚生統計協会

駒松仁子・井上房子・木原良子・松下竹次・江木晋三 (1996). 川崎病既往児と家族の実態調査——母親の不安を中心に—— 小児保健研究, **55** (1), 67-74.

キューブラー・ロス, E. 鈴木 晶 (訳) (1998). 死ぬ瞬間——死とその過程について—— 完全新訳改訂版 読売新聞社

Medic Alert ⟨http://www.medicalert.org/home/Homegradient.aspx⟩

長嶺敬彦 (2006). 静かなる副作用とノンコンプライアンス 臨床精神医学, **35**, 17-26.

NCHS (National Center for Health Statistics) (2000). ⟨http://www.cdc.gov/nchs⟩

ノートハウス, P. G.・ノートハウス, L. L. 信友浩一・萩原明人 (訳) (1998). ヘルスコミュニケーション——これからの医療者の必須技術—— 九州大学出版会

Ohya, Y., Williams, H., Steptoe, A., Saito, H., Iikura, Y., Anderson, R., & Akasawa, A. (2001). Psychosocial factors and adherence to treatment advice in childhood atopic dermatitis. *Journal of Investigative Dermatology*, **117**, 852-857.

岡堂哲雄 (2000). 患者の心理 現代のエスプリ別冊 ヒューマン・ケア心理学シリーズ 25. 至文堂

Ong, L. M. l., DE Haes, J. M., Hoos, A. M., & Lammes, F. B. (1995). Doctor-Patient communication : A review of the literature. *Social Science and Medicine*, **40**, 903-918.

中川 薫 (2001). 医師—患者間のコミュニケーションに関する研究の動向と課題 日本保健医療行動科学会年報, **16**, 135-151.

Rietveld, S., & Brosschot, J. F. (1999). Current perspectives on symptom perception in asthma : A biomedical and psychological review. *International Journal of Behavioral Medicine*, **6**, 120-134.

Safer, M. A., Tharps, O. J., Jackson, T. C., & Leventhal, H. (1979). Determinants of three stages of delay in seeking care at a medical clinic. *Medical*

Care, **17**, 11-29.

坂田三充（1997）．病者役割への抵抗と適応　岡堂哲雄（編）看護と介護の人間関係　現代のエスプリ別冊　至文堂

高橋有子・岸　太一・森　和代（2005）．内視鏡検査前の不安に対する心理的介入の試み――介入案の作成および実施についての報告――　日本ヒューマン・ケア心理学会第7回大会発表論文集，83-84．

高柳和江・仙波純一（2003）．患者からみた医療　放送大学教育振興会

谷川弘治・駒松仁子・松浦和代・夏路瑞穂（2004）．病気の子どもの心理社会的支援入門――医療保育・病弱教育・医療ソーシャルワーク・心理臨床を学ぶ人に――　ナカニシヤ出版

坪井康次（2000）．医師との上手なつきあい方　現代のエスプリ，**399**，116-129．至文堂

上田　敏・鶴見和子（2003）．患者学のすすめ――"内発的"リハビリテーション――　藤原書店

US Dept of Health and Human Services（2005）．〈http://www.dhhs.gov/〉

湯浅資之・建野正毅・若井　晋（2003）．国際保健戦略における政治性から経済性重視への政策転換に関する考察　日本公衛誌，**11**，1041-1049．

山下　淳・Dewaraja, R. D.・吾郷晋治（1994）．長期療養児の心理的問題とその解決法　小児科臨床，**47**（4），5-12．

山田美紀・谷田明美・山崎久美子・柴田明子・若山優子・北川陽子・鈴木すずゑ（2004）．遺族への質問紙調査からのターミナルケアに関する満足度――関連因子に着目して――　第35回日本看護学会論文集――成人看護Ⅱ――，74-76．

6章

荒川唱子（2000）．がん患者の痛みとケア　岡堂哲雄・上野　矗・志賀令明（編）病気と痛みの心理　現代のエスプリ別冊　至文堂

Brannon, L., & Feist, J.（1997）．*Health Psychology : An introduction to behavior and health*. 3rd ed. Wadsworth.

Brannon, L., & Feist, J.（2007）. *Health psychology : An introduction to behavior and health*. 6th ed. Thomson Wadsworth.

Cinciripini, P. M., & Floreen, A.（1982）. An evaluation of a behavioral program for chronic pain. *Journal of Behavioral Medicine*, **3**, 375–389.

Citron, M. L., Johnston-early, A., Boyer, M., Krasnow, S. H., Hood, M., & Choen, M. H.（1986）. Patient controlled analgesia for sever cancer pain. *Archives of Internal Medicine*, **146**, 734–736.

Curtis, J. A.（2000）. *Health psychology*. Routhedge.
　（カーティス，J. A. 外山紀子（訳）（2006）. 健康心理学入門　新曜社）

Dolce, J. J.（1987）. Self-efficasy and disability beliefs in behavioral treatment of pain. *Behavioral and Research Therapies*, **25**（4）, 289–299.

Ferrnandez, E., & Turk, D. C.（1989）. The utility of cognitive coping strategies for altering pain perception. *Pain*, **38**, 123–135.

Follick, J., Ahern, K., & Aberger, W.（1985）. Development of an audiovisual taxonomy of pain behavior : Reliability and discriminant validity. *Health Psychology*, **4**（6）, 555–568.

Gatchel, J. R., Baum, A., & Krantz, D. S.（1989）. *An introduction to health psychology*. Newbery Award Records.
　（ギャッチェル，R. J.・バウム，A.・クランツ，D. S. 本明　寛・間宮　武（監訳）（1992）. 健康心理学入門　金子書房）

Glynn, C. J., Lloyd, J. W., & Folkard, S.（1981）. Ventilatory responses to chronic pain. *Pain*, **11**, 201–212.

半場道子（2004）. 痛みのサイエンス　新潮社

樋口比登実・藤井勇一・菊池勇一・菊池幸恵・梅田　恵（2002）. がん性疼痛の看護　ナーシング，**22**（4），74–79.

井部千祐（2007）. 湘南医療福祉専門学校臨床基礎はりきゅう実習資料

Kabat-Zinn, J.（1990）. *Full catastrophe living : Using the wisdom of your body and mind to face stress, pain, and illness*. New York : Delta Trade Paperbacks.

(カバットジン・J. 春木　豊（訳）(1993)．生命力がよみがえる瞑想健康法——"こころ"と"からだ"のリフレッシュ——　実務教育出版)

Kennett, S., Taylor-Clarke, M., & Haggard, P. (2001). Noninformative vision improves the spatial resolution of touch in humans. *Current-Biology*, **11** (15), 1188-1191.

Loeser, J. D., & Fordyce, W. E. (1983). Chronic pain. In Carr, J. E., & Dengerink, H. A. (Eds.), *Behavioral science in practice of medicine*. Amsterdam, Elsevier Biomedical.

的場元弘（2004）．がん疼痛治療のレシピ2004年版　春秋社

McCaul, K. D., & Malott, I. M. (1984). Does distraction reduce pain-produced distress among college students? *Health Psychology*, **11**, 210-217.

Melzack, R. (1975). The McGill Pain Questionnaire : Major properties and scoring methods. *Pain*, **1**, 277-299.

日本化学会（編）(1992)．ストレスを科学する　大日本図書

岡堂哲雄・上野　矗・志賀令明（編）(2000)．病気と痛みの心理　現代のエスプリ別冊　至文堂

Roberts, A. H. (1986). The operant approach to the management of pain and excess disability. In D. H. Holtzman, & D. C. Turk (Eds.), *Pain management : A handbook of psychological treatment approaches*. Pergamon.

Sarafino, P. E. (Ed.) (2006). *Health psychology : Biopsychosocial interactions*. 5th ed. NJ : John Willey & Sons.

外　須美夫（2005）．痛みの声を聴け——文化や文学のなかの痛みを通して考える——　克誠堂出版

Sternbach, R. A., Wolf, S. R., Murphy, R. W., & Akeson, W. H. (1973). Traits of pain patients : The low-back "loser". *Psychosomatics*, **14** (4), 226-229.

Wolf, S. L., Nachat, M., & Kelly, J. L. (1982). EMG feedback training during dynamic movement for low back pain patients. *Behavior Therapy*, **13**, 396-406.

山口　創（2006）．皮膚感覚の不思議——「皮膚」と「心」の身体心理学

―― 講談社

7章

Kaplan R. M., Chadwick, M. W., & Schimmel, L. E.(1985). Social leaning intervention to promote metabolic control in type 1 diabetes mellitus : Pilot experiment resurt. *Diabetes Case*, **2**, 152-155.

小出典子（2007）．看護師が捉えている糖尿病患者の特徴について　桜美林大学大学院健康心理学専修修士論文（未公刊）

Siegman, A. W.(1987). The telltale voice : Nonverbal messages of verbal communication. In A. W. Siegman, & S. Feldstein(Eds.), *Nonverbal behavior and communication*. 2nd ed. Hillsdale, NJ : Lawrence Erlbaum Associates.

Siegman, A. W., Anderson, R.W., & Berger, T.(1990). The angry voice : Its effects on the experience of anger and cardiovascular reactivity. *Psychosomatic Medicine*, **52**, 631-643.

Spielberger, C. D., Jacobs, G., Russell, S., & Crane, R.(1983). Assessment of anger : The sate-trait anger scale. In J. N. Butcher, & C. D. Spielberger(Eds.), *Advances in personality assessment*. Vol.2. Hillsdale, N. J. : Lawrence Erlbaum Associates.

Spielberger, C. D., Johnson, E. H., Russell, S. F., Crane, R. J., Jacobs, G. A., & Worden, T. J.(1985). *The experience and expression of anger : Construction and validation of an anger expression scale*. In M. A. Chesney, & R. H. Rosenman(Eds.), *Anger and hostility in cardiovascular and behavioral disorders*. New York : Hemispher.

筒井末春・中野弘一（1996）．新心身医学入門　南山堂

Wing, R. R., Epstein, L. H., Nowalk, M. P., & Lamparski, D. M.(1986). Behavioral self-regulation in the treatment of patients with diabetes mellitus. *Psychological Bulletin*, **99**, 78-89.

8章

Gatchel, R. J., Baum, A., & Krantz, D. S. (1989). *An introduction to health psychology*. Newbery Award Records.

（ギャッチェル，R. J.・バウム，A.・クランツ，D. S. 本明　寛・間宮　武（監訳）(1992)．健康心理学入門　金子書房）

Grossarth-Maticek, R., Eysenck, H. J., & Vetter, H. (1988). Personality type, smoking habit, and their interactions as predictors of cancer and coronary heart disease. In R. Grossarth-Maticek, H. J. Eysenck, & H. Vetter (Eds.), *Personality and individual differences*. Pergamon Press.

早野順一郎 (1993)．タイプA行動パターンの精神生理学——副交感神経機能低下と冠状動脈疾患——　桃生寛和・早野順一郎・保坂　隆・木村一博（編）タイプA行動パターン　星和書店　pp.251-262.

Haynes, S. G., Feileid, M., & Kannel, W. B. (1980). The relationship of psychological factors to coronary heart disease in the Framingham study-Ⅲ. Eight-year incidence of coronary heart disease. *American Journal Epidemiology*, **111**, 37-58.

保坂　隆・田川隆介・杉田　稔 (1989)．わが国における虚血性心疾患患者の行動特性——欧米におけるA型行動パターンとの比較——　心身医学，**29**，527-536.

水沼　寛・清水義治 (1988)．ガンにかかりやすいパーソナリティ——ガンの予防と治療のための新提案——　白馬出版

森本兼襄 (1997)．ストレス危機の予防医学——ライフスタイルの視点から——　日本放送出版協会

Rosenman, R. H., Brand, R. J., Jenkins, C. D., Jenkins, D., Straus, R., & Wurm, M. (1975). Coronary heart disease in the Western Collaborative Group Study-Final follow-up experience of 8 1/2years. *The Journal of the American Medical Association*, **233**, 872-877.

福西勇夫・山崎勝之 (1995)．ハートをむしばむ性格と行動　星和書店

9章

American Psychological Association (1996). *1993 APA directory survey, with new member updates for 1994 and 1995.* Washington, DC : American Psychological Association Research Office.

Sarafino, E. P. (2002). *Health psychology : Biopsychosocial interactions.* 4th ed. NY : John Wiley.

Taylor, S. E. (1999). *Health psychology.* 4th ed. Boston : McGraw-Hill.

山田冨美男 (2003). 医療行動科学の理念と目的　津田　彰・坂野雄二 (編) 医療行動科学の発展——心理臨床の新たな展開——　至文堂

人名索引

ア 行

アリストテレス（Aristotle） 142
石原俊一 139
岡堂哲雄 139

カ 行

カバットジン（Kabat-Zinn, J.） 51
ギャッチェル（Gatchel, R. J.） 192
キャノン（Cannon, W. B.） 28
グリン（Glynn, C. J.） 156
クレイマー（Cramer, J. A.） 132
グロサースマティセック（Grossarth-Maticek, R.） 194, 206
コバサ（Kobasa, S. C.） 42
ゴルトシュナイダー（Goldschneider, A.） 148

サ 行

ジェイコブソン（Jacobson, E. J.） 48
シュバイツァー（Schweitzer, A.） 141
シュルツ（Schultz, J. H.） 48
スカーリー（Scarry, E.） 154
スターンバック（Sternbach, R. A.） 152
ストリーゲルムーア（Striegel-Moore, R.） 104
スピールバーガー（Spielberger, C. D.） 174
セリエ（Selye, H.） 28～30

タ 行

高橋有子 139

デ

デ・ロガティス（Derogatis, L. R.） 126
デカルト（Descartes, R.） 6, 142, 143, 146

ハ 行

パスツール（Pasteur, L.） 3
日野原重明 82
ヒポクラテス（Hippocrates） 2, 3
フォーリック（Follick, J.） 156
フォン・フライ（von Frey, M. R. F.） 148
フリードマン（Friedman, M.） 42～44, 202
ブレスロウ（Breslow, L.） 72
フロイト（Freud, S.） 10
ベッカー（Becker, M. H.） 66
ベロック（Belloc, N. B.） 90
ホームズ（Holmes, T. H.） 40
保坂 隆 204
堀毛裕子 64
ホルヴィッツ（Horwitz, R. I.） 7

マ 行

メルザック（Melzack, R.） 148
本明 寛 12

ラ 行

ラザルス（Lazarus, R. S.） 30, 33, 34, 46
ローゼンストック（Rosenstock, I. M.） 66

事項索引

ア 行

あいまいさ　38
アドヒアランス　130, 134
アドボカシー　130
アラメダ研究　90
アルコール　96
アルコール代謝能力　96
アレルギー　76, 77
安楽死　220
医学的治療　158
怒り・敵意・攻撃性　204
医師－患者関係　128
意識　154
痛み　142
痛みの大きさ　144
痛みの質　144
「痛みの10年」　142, 143
痛みの神経路　145
痛みの多層モデル　167
痛みの知覚　144
痛みの知覚への心理的要因　150
痛みの評価　154
痛みの評価法　154
痛みの理論　146
Ⅰ型糖尿病　182, 185
1次性高血圧　172
1次的評価　32
1次予防　213
遺伝子操作　220
イメージ　164
医療技術　120
医療費　121, 216, 217
医療倫理　218
医療用麻薬　161
飲酒　96
インシュリン依存型糖尿病　182
インシュリン非依存型糖尿病　182
インターネットによる医療情報サービス　127
インフォームドコンセント　130, 220

運動不足　108
運動量　106

栄養　100
NK細胞　198
NK細胞活性　199, 200
エネルギー　46
エピネフリン　54

オーバーワーク　39
オペラント条件づけ　152, 162

カ 行

介護　85
カウザルキー　146
化学物質　92
かかりつけ医制度　122
学習　150
家庭　40
家庭医制度　122
カリウム　102
ガン　100, 192
環境状況　39
冠状動脈疾患　200, 201
冠状動脈疾患に罹患しやすいパーソナリティ　202
冠状動脈疾患の危険因子　202
感じられたストレス尺度　37
冠動脈心疾患　42
ガンになりやすいパーソナリティ　192, 195

気そらし　164
喫煙　92

喫煙行動　94
基本的信頼感の確立　74
偽薬　6
急性痛　146, 147
急性的な痛み　146
狭心症　200
業績評価　39
禁煙　94
筋弛緩　48
筋電図　155

クリニクラウン　140
グルココルチコイド　54

警戒反応期　28
計画的行動理論　68, 69
経済的基盤　48
経皮電気神経刺激　160
ゲートコントロール理論　148, 149
外科的治療法　160
血中コルチゾール　198
血糖のコントロール　184
健康　4
健康観　11
健康関連行動　62
健康行為過程アプローチ　70, 71
健康行動　60
健康信念モデル　66, 67, 126
健康心理学　10, 14
健康心理学の定義　20
健康心理学の役割　20
健康心理士　139
健康増進　60
健康増進行動　60
健康な生活習慣の確立　76
「健康日本21」　80
健康の定義　8
幻肢痛　146

広域医療圏統合ネットワーク　127
高血圧　102, 172

高血圧の合併症　175
行動医学　13
行動修正法　162
行動的評価　156
行動療法　52
合理的行為理論　68, 69
高齢期　82
コーピング　42
呼吸法　50, 51
国民皆保険制度　120
国民健康保険　120
コストベネフィット　216
子ども　138
コミットメント　36
コレステロール　100
コントローラビリティ　38
コンプライアンス　130, 184, 186

サ　行

細菌病因説　2
再定義　164
再評価　34
催眠療法　166
作業のコントロール　39
3次予防　215
3大生活習慣病　170

視覚的アナログ尺度　158
時間的な切迫と持続　38
弛緩法　165
刺激療法　160
資源　26, 46
自己効力感　60
自己催眠　50
仕事中心主義的なタイプA行動パターン　204
自殺　80, 81
自尊心　36
疾患　170
失業　39
質問紙　158

事項索引

児童期　76
社会的技能　46
社会的再適応評価尺度　41
社会的支援　48
社会的認知アプローチ　64
社会的認知理論　64, 65
社会的要因　14
16の痛み行動の分類表　156, 157
主観的報告による評価　156
手段的行動　128
生涯発達　18
情緒的行動　128
情動　152
情動焦点型　44
情動焦点型コーピング　136
情動焦点型の対処　46
情動ストレス　55
食行動　100
食生活チェックリスト　101
職業と教育　216
職場と仕事　42
食物繊維　100
自律訓練　48, 49
新規性　36
心筋梗塞　200
神経痛　144
心身医学　11
心身症　56, 57
心身二元論　6
心身の関係　6
心臓血管系　54
『人体の記述』　143
信念　36
心理社会的ストレス　170, 178
心理的適応　138
心理的要因　14
診療権　122

「健やか親子21」　74, 75
ストレイン　26
ストレス　26, 28, 54
ストレス解消　108
ストレス刺激　180
ストレス対処　42
ストレスマネージメント　48, 214
ストレスをもたらす要因　36
ストレッサー　26

性　82
生活習慣　90, 170
生活習慣病　90
生活習慣病の予防　108
生活の質（QOL）　122, 212, 213
静座瞑想　51
成人期　78
青年期　78
生物―心理―環境（自然・社会）システム　14, 15
生物的要因　14
生理的指標　154
責任の重大さ　39
積極的な信念　46
セルフ・エフィカシー　60
喘息　76, 77, 176
喘息の原因　181

臓器移植　220
相互作用過程　26, 34
相補医療　20
ソーシャルサポート　136
咀嚼瞑想　51

タ　行

ターミナルケア　137
体格指数　104
体重　102
体重コントロール　106
対処資源　46
対処プロセス　44, 45
対処法　214
対人行動理論　70, 71
代替医療　20, 21

タイプA　43, 44
タイプA行動パターン　202, 203
タイプC　192
タイプC行動パターン　192, 196

通理論モデル　70, 73

抵抗期　30
適応　136
出来事のタイミング　38
転換ヒステリー　10

動機づけ　36
糖尿病　182
糖尿病の合併症　185
東洋的行法　53

ナ　行
内臓脂肪症候群　80
内分泌系　54
ナチュラルキラー細胞　198
ナトリウム　102

Ⅱ型糖尿病　182, 185
ニコチン依存　94
2次性高血圧　174
2次的評価　34, 35
2次予防　215
入院　134
乳幼児期　72
人間関係　39
妊娠期　72
妊娠中の女性の飲酒　98
認知行動療法　164
認知療法　52

ノルエピネフリン　54

ハ　行
パーソナリティ　170, 196, 197
パーソナリティ理論　42

ハーディネス　42
バイオフィードバック　50
バイオフィードバック法　164
バゾプレッシン　54
パターナリズム　128
ハッスル尺度　37
発達　72
鍼療法　162
汎適応性症候群　28, 29
反応　26

疲はい期　30
肥満　76, 77, 102
肥満予防　104
病気　2, 4
病気の兆候　124

副交感神経系の機能低下仮説　208
副腎皮質刺激ホルモン　54
副腎皮質刺激ホルモン放出ホルモン　54
物理的要因　16
不登校　79
プライマリ・ヘルス・ケア　124
プラシーボ　6, 7
プラシーボ効果　6, 7
フラミンガム研究　204, 205
プロセス　44
プロセス理論　44
文化　18

ペインクリニック　166
βエンドルフィン　54
ヘルシーピープル　122, 123
ヘルスサービス　118
ヘルス・ローカス・オブ・コントロール　64

防煙　94
歩行瞑想　51
ボディースキャン　51

ホリスティックな人間観　9
ボルグ・スケール　114
ホルモン　54
本態性高血圧　172

マ　行

マインドフルネス　51
マインドフルネス・ストレス低減プログ
　　ラム　51
マクギル痛み質問紙　158, 159
慢性痛　146, 147
慢性的な痛み　146

未成年による飲酒　98

瞑想　52
メタボリックシンドローム　80
免疫系　56

問題解決技能　46
問題焦点型　44
問題焦点型コーピング　136
問題焦点型の対処　46

ヤ　行

薬物療法　160
役割の明確さ　39

有害物質　92

ヨーガ　51, 52
予測性と不確実性　38
予防　213～215
予防動機づけ理論　66～68

ラ　行

ライフイベント　40

ライフサイクル　40
ライフスタイル　170
楽観的思考　186

リプロダクティブヘルス　84
リラクセーション　48
リラクセーション法　164
リンパ球機能　198

論理情動療法　52

ワ　行

ワクチン　2, 3

英　字

ACTH　54
BMI　104
CHD　44
CRH　54
EMG　155
HAPA　70, 71
HBM　66, 67
HLC　64
IHN　127
MPQ　158, 159
PMT　66～68
QOL　122, 212, 213
SCT　64
STAXI　174, 175
TENS　160
TIB　70, 71
TPB　68, 69
TRA　68, 69
TTM　70, 73
UAB痛み行動尺度　156
VP　54
WCGS　202, 205

執筆者紹介

春木　豊（はるき　ゆたか）　【1, 2, 9章】

　1956年　早稲田大学第一文学部哲学科心理学専修卒業
　1961年　早稲田大学大学院文学研究科心理学専攻博士課程修了
　　　　　早稲田大学教授を経て早稲田大学名誉教授　文学博士
　2019年　逝去

主要編著書

『共感の心理学』（共編著）（1975，川島書店）
『人間の行動変容』（編著）（1977，川島書店）
『観察学習の心理学』（1982，川島書店）
『新版 行動療法入門』（共編著）（1984，川島書店）
『グラフィック学習心理学』（共編著）（2001，サイエンス社）
『身体心理学』（編著）（2002，川島書店）
『人間の行動コントロール論』（編著）（2004，川島書店）

森　和代（もり　かずよ）　【3, 5章】

　1969年　慶応義塾大学文学部英文学科卒業
　1996年　日本女子大学大学院人間生活学研究科博士課程修了
　　　　　桜美林大学教授を経て
　現　在　桜美林大学名誉教授　博士(学術)

主 要 著 書

『達成動機の理論と展開』（分担執筆）（1995，金子書房）
『PMSの研究』（分担執筆）（1995，文光堂）
『よくわかる心理学28講』（共著）（1997，福村出版）
『幼児期・児童期におけるソーシャルサポートと達成動機に関する研究』（2002，風間書房）
『月経らくらく講座』（分担執筆）（2004，文光堂）

ホリスティックな人間観　9
ボルグ・スケール　114
ホルモン　54
本態性高血圧　172

マ　行

マインドフルネス　51
マインドフルネス・ストレス低減プログラム　51
マクギル痛み質問紙　158, 159
慢性痛　146, 147
慢性的な痛み　146

未成年による飲酒　98

瞑想　52
メタボリックシンドローム　80
免疫系　56

問題解決技能　46
問題焦点型　44
問題焦点型コーピング　136
問題焦点型の対処　46

ヤ　行

薬物療法　160
役割の明確さ　39

有害物質　92

ヨーガ　51, 52
予測性と不確実性　38
予防　213～215
予防動機づけ理論　66～68

ラ　行

ライフイベント　40

ライフサイクル　40
ライフスタイル　170
楽観的思考　186

リプロダクティブヘルス　84
リラクセーション　48
リラクセーション法　164
リンパ球機能　198

論理情動療法　52

ワ　行

ワクチン　2, 3

英　字

ACTH　54
BMI　104
CHD　44
CRH　54
EMG　155
HAPA　70, 71
HBM　66, 67
HLC　64
IHN　127
MPQ　158, 159
PMT　66～68
QOL　122, 212, 213
SCT　64
STAXI　174, 175
TENS　160
TIB　70, 71
TPB　68, 69
TRA　68, 69
TTM　70, 73
UAB痛み行動尺度　156
VP　54
WCGS　202, 205

執筆者紹介

春木　豊 (はるき　ゆたか)　　【1, 2, 9章】

1956年	早稲田大学第一文学部哲学科心理学専修卒業
1961年	早稲田大学大学院文学研究科心理学専攻博士課程修了
	早稲田大学教授を経て早稲田大学名誉教授　文学博士
2019年	逝去

主要編著書

『共感の心理学』（共編著）（1975，川島書店）
『人間の行動変容』（編著）（1977，川島書店）
『観察学習の心理学』（1982，川島書店）
『新版 行動療法入門』（共編著）（1984，川島書店）
『グラフィック学習心理学』（共編著）（2001，サイエンス社）
『身体心理学』（編著）（2002，川島書店）
『人間の行動コントロール論』（編著）（2004，川島書店）

森　和代 (もり　かずよ)　　【3, 5章】

1969年	慶応義塾大学文学部英文学科卒業
1996年	日本女子大学大学院人間生活学研究科博士課程修了
	桜美林大学教授を経て
現　在	桜美林大学名誉教授　博士(学術)

主 要 著 書

『達成動機の理論と展開』（分担執筆）（1995，金子書房）
『PMSの研究』（分担執筆）（1995，文光堂）
『よくわかる心理学28講』（共著）（1997，福村出版）
『幼児期・児童期におけるソーシャルサポートと達成動機に関する研究』（2002，風間書房）
『月経らくらく講座』（分担執筆）（2004，文光堂）

石川利江（いしかわ　りえ）　【4, 6章】

1981年	早稲田大学第二文学部社会専攻卒業
1991年	早稲田大学大学院文学研究科博士後期課程心理学専攻単位取得満期退学
現　在	桜美林大学心理・教育学系健康福祉学群教授　博士（人間科学）

主要著書

『動機づけの基礎と実際』（分担執筆）（川島書店，1997）
『人はなぜ人を恐れるか』（分担執筆）（日本評論社，2000）
『健康心理カウンセリング概論』（分担執筆）（実務教育出版，2003）
『臨床心理学30章』（分担執筆）（日本文化科学社，2006）
『在宅介護家族のストレスとソーシャルサポートに関する健康心理学的研究』（2007，風間書房）

鈴木　平（すずき　たいら）　【7, 8章】

1991年	早稲田大学人間科学部人間基礎科学科卒業
1999年	早稲田大学大学院人間科学研究科健康科学専攻博士後期課程単位取得満期退学
現　在	桜美林大学心理・教育学系リベラルアーツ学群教授 博士（人間科学）

主要編著書

『身体心理学』（分担執筆）（2002，川島書店）
『エマージェンス人間科学』（共編著）（2007，北大路書房）

ライブラリ 実践のための心理学＝6
健康の心理学
―― 心と身体の健康のために ――

2007年9月10日©	初 版 発 行
2024年2月25日	初版第10刷発行

著 者	春木　　豊	発行者	森平敏孝
	森　和代	印刷者	山岡影光
	石川利江	製本者	松島克幸
	鈴木　平		

発行所　株式会社 サイエンス社

〒151-0051　東京都渋谷区千駄ヶ谷1丁目3番25号
営業　☎ (03) 5474-8500 (代)　振替 00170-7-2387
編集　☎ (03) 5474-8700 (代)
FAX　☎ (03) 5474-8900

印刷 三美印刷　　製本 松島製本
《検印省略》

本書の内容を無断で複写複製することは、著作者および出版者の権利を侵害することがありますので、その場合にはあらかじめ小社あて許諾をお求め下さい。

ISBN978-4-7819-1173-1
PRINTED IN JAPAN

サイエンス社のホームページのご案内
http://www.saiensu.co.jp
ご意見・ご要望は
jinbun@saiensu.co.jp　まで．